万川
reflections

一
步
万
里
阔

青少年边缘性人格障碍
家长指南

Borderline
Personality Disorder
in Adolescents

What to do
when your teen has BPD

［美］布雷斯·阿圭勒——著

by Blaise Aguirre

张进渡过团队——译

中国工人出版社

编译团队

总　编	张　进	

校　译	许迎懿
指　导	许迎懿　邹　峰
统　筹	Felipe

译　者	Eunice	（第一章、第十三章）
	Abel Cabinettzer	（第二章）
	Felipe	（第三章、英文版序言）
	邹峰	（第四章）
	Happy	（第五章、第十一章）
	李沅芷	（第六章）
	Jalom	（第七章、第十章）
	Kate	（第八章）
	许迎懿	（第九章、中文版序言）
	Jessica	（第十二章、第十四章）
	楠楠	（附录）

谨以此书献给：

所有为了更安定的生活

更和谐的关系

正在 BPD 所带来的混乱中

勇敢战斗的年轻患者们

你们教会了我许多

也清楚地知道自己是谁

缩写一览

ACT
接纳与承诺疗法

ADD
注意力缺陷障碍

ADHD
注意力缺陷多动障碍

APA
美国心理学会

BPFS-C
儿童边缘性人格障碍
特征评级

BPD
边缘性人格障碍

CBT
认知行为疗法

CCMD
《中国精神障碍分类
及诊断标准》

DBT
辩证行为疗法

DSM
《精神疾病诊断与统计
手册》

ECT
电痉挛疗法

FDA
美国联邦药品管理局

ICD
国际疾病分类

IPD
冲动性人格障碍

IPT
人际心理疗法

MBT
心智化疗法

NAMI
美国精神疾病联盟

NEABPD
美国国家边缘性人格
障碍教育联盟

PTSD
创伤后应激障碍

RAD
反应性依恋障碍

SSRIs
选择性血清素再吸收
抑制剂

英文版致谢

　　如果没有许多人的支持和帮助，我是不可能写出这本书的；如果不是为了那些因受到边缘性人格障碍（BPD）影响而苦苦挣扎的家庭和孩子，我的这本书就失去了意义。

　　从我们创办麦克莱恩医院东三病区起，辛西娅·卡普兰、乔·戈尔德和菲尔·勒文达斯基就一直在这里大力支持对青少年BPD患者进行针对性治疗。迈克尔·霍兰德（Michael Hollander）和扬娜·霍布斯（Janna Hobbs）一直在为我们治疗越来越多需要帮助的年轻人提供平衡性指导意见。

　　朱迪·明茨（Judy Mintz）、吉莉安·盖伦（Gillian Galen）、本·班尼斯特（Ben Banister）、佩格·波罗姆斯基（Peg Polomsky）和丽莎·亚当斯（Lisa Adams），在我们持续提供服务中承担了领导作用。我的同事、精神病学专家莫娜·波特（Mona Potter）、茱莉·旺德费恩（Julie Vanderfeen）、索菲亚·墨拉西（Sophia Maurasse）和希梅娜·桑切斯（Ximena Sanchez），为辩证行为疗法（DBT）丰富了医学方面的观点。莎拉·亨特（Sarah

Hunt）仍在孜孜不倦地与外界沟通，确保孩子们得到及时的帮助。

约翰·冈德森（John Gunderson）提供了多年的智慧和监管。玛丽·扎纳里尼（Mary Zanarini）、兰迪·奥尔巴赫（Randy Auerbach）、乔安娜·昌戈（Joanna Chango）和辛西娅·卡普兰（Cynthia Kaplan）牵头许多研究项目，这些项目将更好地定义青少年 BPD 的性质，探寻 BPD 的起因以及治疗产生的影响。

玛莎·莱恩汉（Marsha Linehan）真正强调了正念在治疗 BPD 中的作用，她帮助改变了 BPD 的病程、预后和对话。

佩里·霍夫曼（Perry Hoffman）通过国家教育联盟的边缘性人格障碍基金会，继续向全世界普及 BPD 知识。

最后，我确信我的编辑卡拉·康纳斯（Cara Connors）有能力读懂我的心思，因为她有一种不可思议的能力，能把我的胡言乱语转化成可读、易懂的文字。没有她，我们根本不可能按时推出这本书。谢谢你。

中文版致谢

我要感谢以下各位，没有他们，就没有本书中文版的出版。

首先要感谢项韫女士，她意识到有必要把先进的治疗模式介绍给中国的父母和患者，提高公众对精神健康各个层面的认识；我也要感谢中国知名抗郁社区"渡过"的创始人张进先生的信任和支持，正是靠"渡过"团队和中国工人出版社诸位编辑的不懈努力，才把这本书介绍给了中国读者。

我要感谢"渡过"团队所有的翻译者。据我所知，团队成员几乎都是正在与精神障碍抗争的青少年。他们认真完成翻译工作，为中国的精神健康贡献良多。我还要感谢本书的校译许迎懿女士，她的投入和热情，确保了翻译进展迅速和水准高超。

我还要感谢我的同事小马博士，2019年他带领我到北京讲学。正是这次旅程，让我结识了一批出色而专注的中国精神科临床医生，他们对精神健康领域的最新研究和治疗方法如饥似渴。

最后，我还要感谢我亲爱的朋友、麦克莱恩医院的同事菲尔·莱文德斯基（Phil Levendusky）博士。多年来，他作为医学界先行者，竭尽所能把我们的专长引入中国。他对这本书的出版和我的国际交流都给予了莫大的支持。

目　录

第一部分　理解边缘性人格障碍

第二部分 治 疗

第三部分 BPD 患者的新希望

让他们过上值得过的生活

在我工作的哈佛医学院附属麦克莱恩医院（McLean Hospital），我和同事曾经与前来求医的一位少女和她的家人面谈。她具备了边缘性人格障碍（borderline personality disorder，简称 BPD）的所有典型症状：害怕被抛弃；自伤；对男友一会过度理想化、一会又极尽诋毁；有自杀企图；情绪波动和冲动。但她却是因情绪问题和双相情感障碍被转介到我们这里来的。

女孩的父母想知道为什么她一直服用多种药物却始终未能好转。我们检视了她的症状，直言她符合 BPD 诊断标准，而不是双相情感障碍。他的父亲，一位著名的成人精神科医生，一下子变得很生气，立刻要求和我们单独谈话。

"你们怎么能给一个孩子作出这样的诊断？"当女儿离开房间后，他质问我们，"给我女儿作出这样的诊断，对她、对我们都意味着长期的痛苦和绝望。你们忘记了我是精神科医生吗？我懂得边缘性人格障碍，我女儿不可能是这个病！"

如果时光倒流，我可能会同意这位父亲的看法。当我还是一名

1

医科学生时，我曾经亲眼目睹一位亲密朋友挣扎于这种疾病所带来的毁灭性痛苦。我试图为她寻求帮助，但那时医学界对 BPD 了解甚少，找不到有效的治疗方法。即使尽力挣扎，我的这位朋友仍然无法平静，也看不到好起来的希望。如同许多 BPD 患者的身边人一样，我发现我没有力量维持和她的关系，最终我们失联了，但她的极度痛苦给我留下了持久的印象。尽管——甚至可能是由于——我没有能力帮助她，我对这种很难医治、也很难理解的疾病产生了浓厚兴趣。

15 年后，也就是 2000 年 5 月，我来到麦克莱恩医院工作。这是哈佛医学院最大的精神科附属医院，我的职责是分管拥有 30 张床位的青少年住院病房。不久，我发现大家很抗拒对青少年 BPD 下诊断，因为担心一旦诊断，就会给青少年贴上精神病学中最可怕、病耻感最强、最难治疗的疾病的标签。更糟的是，BPD 是自杀率最高的精神障碍之一，高达 90% 的患者试图自杀，10% 的患者自杀身亡。

自一开始，尽管一些同事很抵触，但我觉得只要指征契合，从道义上就应该给青少年 BPD 作出诊断。虽然业界对 BPD 诊断持谨慎态度，但我发现，在很大程度上，无论患者还是他们的父母都不抗拒这一诊断。BPD 病耻感是临床医生的问题，而不是患者的问题。事实上，父母对成人 BPD 相关信息阅读得越多，越发现 BPD 诊断标准与他们孩子的临床特征相符合。然而，让父母们沮丧的是，关于青少年 BPD 方面的信息非常有限，他们对这方面信息有强烈的渴求。

很遗憾，尽管来麦克莱恩这样的精神病医院就诊的很多青少年都患有 BPD，或具有 BPD 的特征，相关医学文献却少得可怜。而且，让我沮丧的是，我们早期的各种治疗尝试，并不能减少青少年们的痛苦。

药物和谈话疗法似乎对该病都无济于事。不过，我到麦克莱恩医院后不久，我们的一些临床医生开始实施辩证行为疗法（dialectical behavioral therapy，简称 DBT），那些有高度自毁行为的青少年，其病情由此得到了很好的控制。

看到这样的结果后，我开始接受 DBT 强化培训。之后我花了几年时间去真正理解和接受这种疗法。这是一种强大而全面的治疗方法，可以帮助患者、患者家人、有自残和自杀倾向的孩子，以及 BPD 患者的治疗师。2007 年 9 月，我与同事迈克尔·霍兰德、扬娜·霍布斯和辛西娅·卡普兰共同成立了一个部门，专门治疗患有 BPD 的少女和年轻女性，使用的治疗模式就是辩证行为疗法。

这是一种新疗法、新认识

用锂盐治疗双相情感障碍，或用百优解治疗抑郁症，是直截了当、无须费力解释的，人们对此已经耳熟能详。但要解释用 DBT 治疗 BPD 就困难得多。大多数患者或家长从未听说过 BPD，更不用说 DBT 了。而事实上，DBT 是一种非常棒的治疗方法，多年来越来越多的临床医生在实践中接受 DBT 培训，其疗效已经得到肯定。

自 2007 年本书第 1 版出版以来，人们已经了解了大量关于青少年 BPD 的知识，临床医生对青少年作出 BPD 诊断也越来越普遍。今天，我们不仅使用 DBT，还在研究如何更有效地应用 DBT 治疗手法，使得疗效最大化。本书是对过去和现在的思考，汇集了青少年患者的故事，着重阐述了 BPD 知识及治疗，也为患者和家长提供简单而行之有效的思路和解决方法。

我希望，通过这本书，让家长和青少年对 BPD 有更全面的了解。精神疾病研究领域对成人 BPD 是广泛认可的，却不愿意承认青少年 BPD（虽然越来越得到认可）。有充分证据表明，BPD 发病植根于儿童期和青春期。

正确的诊断是有效治疗的前提；我希望治疗师能在本书中找到与他们的临床经验产生共鸣的描述；此外，我更希望治疗师能勇于面对青少年 BPD 的挑战。

有一位在我这里治疗了几年的年轻女孩，最近因和父母吵架而愤怒自伤。她用刚刚掌握的情绪调节技能（我在本书会具体讨论），迅速让自己平静下来。在接下来的一个治疗周期，她问我，为什么我愿意为这么多孩子治疗？他们都和她一样痛苦，有未满足的需求，还有潜在的危险性。

答案是复杂的。部分是因为我想起了当年我朋友的痛苦；部分是因为我发现这些青少年很多时候都很有洞察力、同理心、同情心，而且很有趣；还有，这些青少年无法忍受 BPD 带来的痛苦，不得不把自己托付给他们的治疗师，想过一种值得过的生活。更重要的是，医学界对 BPD 的新认识和 DBT 的成功，使这个疾病的预后远比过去乐观。

记得刚开始治疗 BPD 患者时，我经常感到绝望和挫败，如同当年面对我的那位朋友一样。多年后，我意识到，与我的 BPD 患者所承受的痛苦、空虚相比，我那一个小时左右的无力和绝望简直不值一提。我开始明白：这些患者的愤怒、沮丧、狂躁和自杀倾向，常常是他们恐惧被疏远和被孤立的表现。于是我对他们说："好的，我懂你了，我能处理好。"——这就让患有 BPD 的孩子们感到被理解，康复之旅就此开启。

这也激励我坚持不懈地帮助孩子们。看到越来越多的孩子们真的过上了值得过的生活，是我继续前行的动力。

愿 BPD 更多被公众接受

2019 年，我有幸来到北京参加学术会议，介绍辩证行为疗法（DBT）——这被认为是治疗边缘性人格障碍（BPD）的黄金标准疗法。

大部分西方专家认为，边缘性人格障碍是一种独立存在的疾病。研究表明，BPD 呈现出来的临床特征与别的精神障碍有别；BPD 有家族遗传性；越来越多有关 BPD 的神经系统和外部环境因素被发现。通过 24 年的追踪，BPD 的本相终于显山露水。

在北京的学术会议上，我和一些临床医师作了讨论。显然，BPD 诊断尽管还不算普及，但已越来越被认可。在此，让我们回顾一下 BPD 在中国的历史。

BPD 在中国：过去和现在

1978 年至 1990 年，中国关于人格障碍的研究少之又少。1979 年，边缘性人格障碍这个术语被引入中国；20 世纪 90 年代，更多的中国精神科医生开始关注 BPD。不过，虽然越来越多的病例被报道出来，BPD 在中国还是鲜为人知。部分原因是有精神科医生认为，BPD 的诊断标准比较模糊，缺乏精确指征。例如，"对被抛弃的恐惧""长期空虚感"等描述实际代表什么，并不确定。

接着，2000 年，《中国精神障碍分类及诊断标准》第 3 版（CCMD-3）增补了冲动性人格障碍（IPD）这个分类。冲动性人格障碍类似于国际疾病分类第 10 版（ICD-10）中的情绪不稳定性人格障碍，其诊断标准和 BPD 有明显重叠，实际表现也非常接近。

例如，根据 CCMD-3，"情感爆发"和"冲动行为"是 IPD 的两个必备诊断标准，此外还需加上至少以下 8 种症状中的 3 种：

1. 明显的与别人争吵或争斗的倾向，特别是冲动行为被阻挠或批评时；

2. 容易暴怒或采取暴力，并无法控制，导致冲动行为爆发；

3. 无法实现计划；

4. 对于没有绩效奖励的活动很难坚持；

5. 不可预测和任性的情绪；

6. 对自我形象、目标、内心偏好（包括性取向）困惑和不确定；

7. 容易陷入紧张且不稳定的人际关系中，通常导致感情危机；

8. 反复出现自残威胁或行动。

这些诊断标准相比于《精神疾病诊断与统计手册》（DSM）中关于 BPD 的诊断标准，除了情感爆发，至少有以下 5 项是重叠的：

1. 紧张且不稳定的关系（DSM criterion 2, CCMD criterion 7）；

2. 不稳定的自我形象（DSM criterion 3, CCMD criterion 6）；

3. 反复自残威胁（DSM criterion 5, CCMD criterion 8）；

4. 感情不稳定（DSM criterion 6, CCMD criterion 5）；

5. 冲动攻击性行为。

不过，IPD 与 BPD 也有不同之处。IPD 患者必须表现出强烈的冲动特征，但在 DSM 诊断标准中，没有这个特征也可以作出 BPD 诊断。此外，DSM 认可 BPD 患者有短暂的精神病性特征，但在中国的 CCMD 标准中，IPD 不会表现出精神病性症状。

近年来，中国关于 BPD 的研究越来越多。虽然 CCMD-3 诊断标准不包括 BPD，但 DSM 对 BPD 的描述，已成为人格障碍研究方面的普遍话题。2000 年后，很多关于人格障碍的论文被发表出来，这些研究既为中国人口中存在 BPD 提供了支持，也促使中国的精神科医生和精神健康专家提出将 BPD 纳入下一版 CCMD 中。

这是很重要的举措。在西方人口中，BPD 发病率约为 1%—2%。如果这个数字适用于中国，则意味着拥有 13 亿人口的中国，BPD 患者将达到 1300 万—2600 万，他们却没有机会得到合适的诊断和治疗。

关于 BPD 的新疗法：CBT、DBT 和 ACT

近年来，对于治疗特殊的精神障碍，涌现出一些新的疗法。借本书中文版出版之际，我在此做一点回顾。

最常见的是认知行为疗法（CBT），其要义是改变人的信念，专注于解决生活中的问题。CBT 的基本观点是：人们的想法和行为，影响着他们的感觉和情绪，因此可以通过改变其思维方式和行为方式来改变情绪。例如，许多青少年有负面认知，他们对我说："我是个失败者，我从来没把事情做对，人人都会觉得我无能。"CBT 可以帮助青少年运用逻辑和推理改变信念，从而调整认知，并改变情绪和行为模式。

CBT 可用于治疗以下精神障碍：抑郁症、焦虑症、恐惧症、创伤后压力症候群、睡眠障碍、进食障碍、强迫症、药物滥用失常，等等。

CBT 是常用的治疗方法之一，但并非对所有精神障碍都有效。如果有挣扎于自残和自杀念头中的人格障碍，本书所讨论的辩证行为疗法（DBT）会对他更有帮助。对于感情冲动、特别是在人际关系冲突中情绪激烈的人，DBT 也特别有效。

CBT 遵循以下原则：

1. 它改变青少年的思维方式，专注于他们的情绪反应；

2. 它特别局限于某一时间段，如果过了这段时间，问题还没解决，也许就需要去接受别的治疗；

3. 它依赖于想法和逻辑，鼓励青少年应用逻辑和推理能力去决定自己的行为。

DBT 属于 CBT 的一种类型，但有其独特之处。DBT 不是机械地去舒缓青少年的痛苦感受，它认为必须先深刻理解青少年的痛苦和改变之难，然后才能尝试改变；DBT 还认识到，青少年患者的自残和冲动行为的确在短期内能缓解其内心痛苦，甚至作为临时解决办法也有其合理性，但应该寻求更有效、更合适的方式，使其疗效能持续更长时间。

另一种循证治疗叫接纳与承诺疗法（ACT）。ACT治疗师致力于提高患者心理弹性，尽管他们也看到患者内心的不快，但在特定的时段更注重解决行为问题。这种治疗的主要目标是让青少年学会接纳痛苦的感受，发展正念，并采取与其价值观相符的行动。因此，ACT倡导的行为，有助于青少年避免其情绪和心理上固执的痛苦。

ACT和DBT听起来很相像，其实也有不同：

1. DBT偏向于说理，而ACT更强调体验；

2. DBT采用生物社会学观点，认为行为是由一个人的遗传因素和环境因素共同决定的；而ACT更注重环境因素，认为一个人的行为源于其环境造就的世界观；

3. DBT是个体和小组兼备的治疗方法，而ACT更倾向于个体，虽然它也可以改造成小组形式；

4. 有充分证据表明，DBT对于治疗自杀和自伤有效，ACT对此无效。

总体而言，这三种针对青少年BPD的疗法中，有强有力的证据表明，DBT对自残和自杀行为最有疗效。

BPD 研究新进展

本书第 2 版问世后，我所在的麦克莱恩医院在青少年 BPD 研究和治疗方面，又有一些实质性进展。例如：

1. 我们渴望知道青少年 BPD 发病的高危因素，为此我们团队比较了青少年 BPD 患者与健康青少年群体，发现严重疏于照顾、高度神经质以及儿童期的低能，是导致 BPD 的最高危因素（扎纳里尼，2019）。

2. 许多家长注意到，BPD 患孩似乎不能从错误中汲取教训。另一项研究发现，成人大脑负责反思和激励学习的神经网络缺失，是导致 BPD 的关键因素。我们另一个团队的一项研究，对比了青少年 BPD 患者和健康青少年群体，发现青少年 BPD 患者的大脑负责反思和激励学习的神经网络也如成人般缺失，提示大脑的激励学习障碍与 BPD 病理根源有关。这既意味着 BPD 患孩似乎无法通过学习获得激励，也意味着对这样或有高危因素的孩子，家长要有自我调整的思想准备（斯图尔特，2019）。

3. 在另一项研究中，我们比较了 BPD 青少年患者与健康青少年群体的心理社会功能，发现 BPD 青少年患者评价他们与父母的关系时更负面。他们更多独处，在学习和工作中会遇到更多麻烦，课外活动的参与度也明显更低（克雷默，2017）。

4. 我们还想看看 BPD 青少年患者与成年患者在自伤和自杀倾向方面的区别。我们发现，BPD 青少年患者更常发生极端自我残害行为，主要是割伤，发生率高出成人患者 50%。BPD 青少年患者的自伤行为很普遍也很严重，而且极端自我残害是区分 BPD 青少年患者与成年患者的一项行为特征。

5. 认识到 BPD 青少年患者有很高的自伤率后，我们还想看看儿童和青少年 BPD 患者在儿童期受虐，是否对非自杀性自伤和自杀倾向有进一步影响。我们发现，儿童期受虐——特别是身体和性的双重受虐——进一步推高了 BPD 患孩的自伤率和自杀率（卡普兰，2016）。

中国对青少年 BPD 的研究

对于儿童和青少年 BPD，中国没有保持沉默和漠视。和西方国家一样，一个关注点是如何诊断儿童和青少年 BPD。

中国医科大学附属盛京医院心理科研究人员在 2019 年发表了一个研究报告，评估中文版儿童边缘性人格障碍特征评级的可靠性和有效性。他们注意到，儿童 BPD 特征评级（BPFS-C）已经在全世界广泛应用，但在中国还未被使用。他们用中文版 BPFS-C 检测了 984 名学生，发现其可靠性和有效性不容置疑，能够用于评估中国儿童和青少年的边缘性人格特征。

这两位研究人员还认为，中文版 BPFS-C 不仅可以筛选 BPD，还能用于识别有可能发展成 BPD 的高风险青少年。

当今时代，信息化飞速发展，世界越来越小。越来越多的研究和治疗方式的改进，将减轻 BPD 患者的痛苦。BPD 也更多被公众接受，不再被污名化。这是患者的福祉，也是我们的愿望。

种子萌芽，必须经过黑暗中的挣扎

北京安定医院院长　王　刚

（一）

　　人的一生，被分为童年期、青少年期、成年期和老年期四个阶段。青少年期是从童年到成年的转折时期，也是人生发展中的关键时期。在此阶段，个体在生理上和心理上都经历着一系列的重大变化，生理发育迅速，身体变化急剧。心理状态受到社会文化对个体角色期望的影响，开始发展出独立意识，非常在意自我形象和外界的评价，情绪体验丰富、强烈，但不够成熟稳定，行为上也容易冲动失衡，容易出现心理健康问题。

　　在我国，随着社会经济的快速发展，儿童青少年心理行为问题的发生率明显上升。北京师范大学心理学部的最新研究表明：从20世纪90年代至今，我国青少年的心理健康水平明显下滑，青少年心理健康已成为关系国家和民族未来的重要公共卫生问题。2019年，国家卫生健康委员会颁布了《健康中国行动——儿童青少年心理健康行动方案（2019—2022年）》，以促进我国儿童、青少年的心理健康和全面素质发展。

谈及青少年精神心理问题，边缘性人格障碍（BPD）无疑是一种无法回避、需要重点关注的精神障碍。据美国心理学会和世界卫生组织统计，精神科有10%的门诊患者和20%的住院患者患有边缘性人格障碍。这类患者有一定的家族遗传性，临床表现出在自我评价、人际关系、情绪状态、行为模式等方面的不稳定性，尤其是以理想化和诋毁两极交替为特征的不稳定的关系模式。这类患者的内心具有强烈的冲突，极端厌恶和否定自己，长期的空虚、孤独、愤怒、麻木与无望交织在一起，会有反复的自伤行为、冲动攻击行为、物质滥用、暴饮暴食、滥交等。此外，BPD是自杀率最高的精神障碍之一，高达90%的BPD患者出现过自杀企图，高达10%的患者自杀成功。边缘性人格障碍的发生无疑给患者和家属造成了严重的精神痛苦，也给社会带来压力甚至危害。

BPD的病因目前尚不明确，但学者普遍认为，环境和遗传因素是导致BPD发病的重要因素，其发病起源于儿童期和青春期，有一定的家族遗传倾向。许多BPD患者在儿童时期都曾有过被虐待、忽视或分离的创伤体验。在精神科的临床实践中，某个患者一旦被作出边缘性人格障碍的诊断，似乎就像被贴上最难治、最棘手的疾病的标签。无论精神科医生还是心理治疗师，都体验过面对边缘性人格障碍患者治疗效果不佳的挫败感。

近年来，在我国精神科临床实践中，青少年边缘性人格障碍患者和非自杀性自伤行为的发生日益增多。如本书所言，BPD的患病率在西方国家为1%—2%，如果这个患病率适用于中国，则意味着BPD患者的群体庞大。如何针对青少年群体，预防和治疗边缘性人格障碍，是一个亟待解决的问题。

（二）

近期，欣闻张进先生的"渡过"团队将《青少年边缘性人格障碍家长指南》一书译成中文，并付梓出版。本书的作者布雷斯·阿圭勒博士供职于麦克莱恩医院，这是哈佛医学院最大的精神病医院，以其精湛的临床服务水平和雄厚的科研能力在业内闻名。布雷斯·阿圭勒博士是麦克莱恩医院精神病学副教授，儿童和青少年精神病学家，多年来致力于青少年情绪和人格障碍领域的临床实践、教学与研究，擅长辩证行为疗法（DBT）、边缘性人格障碍和相关病症的心智化疗法（MBT），曾主编和参编《青少年边缘性人格障碍》《边缘性人格障碍的正念治疗》《应对BPD》等多部著作。

本书脉络清晰，目标明确，内容翔实，很好地填补了针对青少年边缘性人格障碍患者这个特殊群体在临床治疗方面的空白。

第一部分"理解边缘性人格障碍"，阐述了如何从基因、生物学和环境因素去理解边缘性人格障碍的病因，如何评估和诊断该疾病；第二部分"治疗"具体讲述了DBT、药物治疗以及其他有效的治疗方法，给迷茫中的家属以具体的建议和策略，尤其着重介绍了辨证行为疗法。

DBT 作为认知行为治疗中的第三代浪潮，被循证研究证明是治疗边缘性人格障碍的一线治疗方法。DBT 是以生物学理论和辩证法为理论基础，同时整合认知行为、精神动力等多种疗法的新型认知行为疗法。其治疗的核心理念是"辩证"，认为在治疗中变化是每时每刻都在发生的持续过程，这种变化是双向的，每一种变化都有自己的对立面，而且会相互转化。DBT 不是去机械地舒缓患者的痛苦感受，而是先用专业的视角深层次理解患者的痛苦与困境，然后引导患者通过"接受与改变的平衡"方式来管理情绪、改变适应不良性行为。标准的 DBT 包括四个部分：耐受痛苦、情绪调节、正念（觉知当下）和人际交往。

本书的第三部分"BPD 患者的新希望"，让读者有机会洞察BPD 患者内心深处的困苦世界，并分析了家庭环境、养育方式对患者人格形成的影响。该书的末尾提及 BPD 是一种预后良好的疾病，这无疑为广大患者、家属、精神科医生和心理治疗师提供了改善的希望。

（三）

据麦克莱恩医院"人格障碍的合作性追踪研究"结果显示，85% 的 BPD 患者在 10 年的随访后病情缓解，只有11% 的人会复发，这意味着一旦这种疾病进入缓解状态，通常会保持下去。如果我们能在青少年期早期识别 BPD 发生的迹象，及时采取措施，就会预防疾病发生，并改善预后。

目前，我国针对青少年边缘性人格障碍的治疗与研究任重而道远。《青少年边缘性人格障碍家长指南》中文版的出版，无疑是广大精神科医生、心理咨询与治疗从业者、社会工作者以及青少年边缘性人格障碍患者及家属的福音。

种子萌芽，必须经过黑暗中的挣扎才会破土而出，茁壮生长。当有人需要帮助，就总会有人为之努力。

希望精神科医生与临床心理治疗领域的同道们，能够携手同行，不懈努力，用基于循证的专业指导来帮助这个特殊的群体，让他们在被理解和接纳中开启康复之旅。

最深刻的疗愈是自我成长

张 进

（一）

2020 年 1 月，"渡过"[1] 一位家长带着女儿，到美国波士顿的麦克莱恩医院求医。麦克莱恩医院是哈佛大学医学院的教学和实习医院，其成人专科位居全美首位，长期以来，其精神疾病治疗及研究，一直世界领先。

在麦克莱恩医院，这位家长通过自己的主治医生，哈佛医学院副教授布雷斯·阿圭勒，初次接触到辩证行为疗法（DBT），由此读到阿圭勒这本书——《青少年边缘性人格障碍家长指南》，并把它介绍给我们。

DBT 是一种建立在辩证哲学和生物社会理论基础之上、针对边缘性人格障碍的治疗方法。据我理解，DBT 的关键词是"辩证"，它认为在治疗中，变化是每时每刻都在发生的持续过程；这

---

1 "渡过"是中国最具影响力的抑郁互助康复社区之一。

种变化是双向的，每一种变化都有自己的对立面，而且会相互转化；这种转化可能暂时是倒退的、痛苦的、令人绝望的，但最终应能够达到一个更高的水平。

因此，DBT 强调：摒弃治疗者和患者之间的刻板角色划分，不只是治疗师改变患者，而是双方必须同时变化；DBT 并不直接解决问题，而更强调产生问题的生物背景和社会背景，并试图在背景中来理解问题。

基于此，DBT 形成了一整套独特的治疗方式，包括大脑改变、一对一咨询、团体训练、人际技能训练、家庭成长、团队作战、治疗师关怀——这些构成了 DBT 的特性，也使其收到了独特的效果。

（二）

翻阅这本书，我收获良多——我认为这本书的理念和方法，和我们"渡过"的探索是一致的。

2019 年，在传播精神健康知识和寻求心理障碍解决方案的实践中，"渡过"逐渐摸索出一整套对于心理障碍的认知体系，从而确立了我们的目标，简单概括如下——

抑郁是人体对于能量耗竭的消极自我调整，因此要从生物、心理、社会三方面入手，构造一个友好的生态时空环境，恰当组合药物治疗、心理治疗和社会支持系统，探寻个性化完全解决方案，实现自我疗愈和相互疗愈。

我萌生了一个想法：让更多的人读到这本书。经作者、美国出版社和中国工人出版社同意，我决定把这本书列入"渡过"丛书，在国内出版。

（三）

接下来要翻译这本书。

如果找一个翻译公司来翻译这本书，是很简单的。但我想，这本书专业性非常强，有很多医学术语，尤其是贯穿全书的患者和家属对于精神疾患的痛切体验，非身临其境者是很难完全共情和理解的。

打开原书扉页，我看到了一段作者致辞：

谨以此书献给：所有为了更安定的生活／更和谐的关系／正在BPD所带来的混乱中／勇敢战斗的年轻患者们／你们教会了我许多／也清楚地知道自己是谁

这一瞬间，我知道了应该怎么做：我要让近些年来，参加过"渡过"各种活动的孩子们来参与翻译这本书。

于是，我们组织了一个十几个人的团队——其中大部分孩子经历过不同的情绪障碍和精神疾患，有良好的英文基础和中文表达能力，正在"渡过"学习、疗愈和成长——大家一起来共同学习、翻译这本书。

在5个多月的时间里，我们翻译小组的成员相互切磋，取长补短，精益求精，几易其稿。这本身就是一次愉快的体验。现在，我们交上这份答卷。希望本书的出版，能够促进中国读者了解 BPD，让更多的 BPD 孩子通过努力，过上"值得过的生活"。

第一部分

理解边缘性人格障碍

第一章

什么是边缘性人格障碍？

精神病医学的诊断，就像文化风尚一般潮起潮落。曾有一段时间，在儿童和青少年精神病学领域，人人都是创伤后应激障碍（post-traumatic stress disorder，简称PTSD），接着双相情感障碍站立潮头，再往后是阿斯伯格症候群。毫无疑问，下一个重大诊断肯定会来临，然后又消失。

出现这种情形，部分原因是对精神疾病的诊断普遍缺乏准确的工具和程序，患者的任何单一行为，都有可能被专业人士诊断为是自己特定研究领域的疾病。例如，"易激惹"既可能是双相情感障碍的部分特征，也可能是PTSD的一个症状，或边缘性人格障碍（BPD）患者的表现。于是一位易激惹的患者，就有可能被作出不同的诊断。

大脑及其功能的复杂性，使其不可能像其他器官的疾病那样容易显现内在的运作障碍。X光检查、血液检查和血压计测量可以分别确诊腿部骨折、糖尿病或高血压等，但诊断大多数精神疾病没那么容易。尽管业界已有强大的成像设备，对基因和神经系统的功能也有了更多了解，可是目前还只能通过了解患者的行为和功能作出诊断。

由此看来，关于BPD，有些方面是难以琢磨的，尤其对青少年BPD患者来说，他们的许多行为似乎与正常青少年类似，也与PTSD、双相情感障碍、情绪和焦虑障碍、注意力缺陷障碍（attention deficit disorder，简称ADD）和注意力缺陷多动障碍（attention deficit hyperactivity disorder，简称ADHD）的特征有重叠。

BPD患者有时会表现出所有的症状，有时候一个症状也没有。尽管如此，BPD青少年患者还是有别于其他孩子，如同自闭症或唐氏综合征患者有明显的自身特征。可是想找出其中的原因，却没那么简单。青少年BPD患者没有自闭症患者的社交缺陷，没有重度抑郁症患者衣冠不整的颓废样，也没有精神错乱患者的思维紊乱、躁狂症患者的妄想夸大或成瘾依赖，但他们的痛苦又是那么真实。他们手臂上频繁出现的疤痕，印证了他们不幸的生活状态和内心的痛苦。当青少年BPD患者感到被理解，他们会喜悦，会深刻而富有洞察力地谈论他们的挣扎和欲望；而当他们感受到被威胁、不被理解或被抛弃时，又会沉默或发怒，仿佛他们的内心世界只不过是一种幻影。

青少年BPD患者并不少，研究显示，总人口中有2%—6%的人患有BPD，在美国大约有600万到1800万BPD患者。而且BPD不仅影响患者本人，还会波及他们的家人和朋友。

据美国心理学会（APA）和世界卫生组织统计，有10%的精神科门诊病人和20%的精神科住院病人患有BPD。最近的数据表明，男性BPD患病率可能与女性相近，但确诊患者中女性占75%。

青少年BPD患者没有自闭症患者的社交缺陷，没有重度抑郁症患者衣冠不整的颓废样，也没有精神错乱患者的思维紊乱、躁狂症患者的妄想夸大或成瘾依赖，但他们的痛苦又是那么真实。他们手臂上频繁出现的疤痕，印证了他们不幸的生活状态和内心的痛苦。

BPD 与自杀

BPD治疗是一个挑战。尽管以科研为基础的疗法是可行的，如辩证行为疗法（DBT），但实际上很少患者接受这种治疗。而且大约有85%的BPD患者还符合另外某一种精神障碍的诊断标准。

除了精神上的障碍，BPD患者的身体健康往往也受到影响。例如，一位30岁的女性BPD患者，常因吸烟、用药副作用导致新陈代谢紊乱和体重改变，加上不善自我护理，显得实际身体状况像60岁的女性；38%的BPD成人患者服用3种或以上的药物，到我们这里住院的大多数年轻人服用超过3种药。38%的BPD患者有药物滥用或依赖障碍。

BPD还会造成重大经济和社会影响，比如精神健康服务中心的BPD患者比例高达40%；超过50%的BPD患者难以就业；监狱犯人中BPD患者约占17%。

除了以上统计数据，最大的悲剧在于多达90%的BPD患者会有自杀念头，多达 10% 的患者最终自杀身亡。遗憾的是，我们没有专门的关于 BPD 青少年患者自杀企图或完成自杀的统计数据，我们很希望获得这些数据。在我们这个最多可以容纳 14 名青春期女孩和年轻女性的病区，超过 95% 的年轻人承认自己有过一次或多次自杀尝试，或曾经考虑过自杀。充足的研究表明，BPD 患者的自杀意念普遍存在。许多 BPD 患者表示，无助感、内心的痛苦、孤独感以及害怕被抛弃是他们寻死的原因。

青少年 BPD 患者的特征

青少年 BPD 患者的特征，主要表现为以下 5 个方面功能的障碍。在接下来的章节我将详细介绍这些概念，提供临床实践中的案例和研究成果，并示范可帮助解决 BPD 症状的技能。

有关青少年自杀的真相

根据美国国家心理健康研究所提供的数据，2010 年，自杀分别是 5—14 岁和 15—24 岁年轻人的第四和第三大死亡原因。幸运的是，儿童和青少年自杀死亡率比成年人低：青少年自杀死亡率是 7.53/100,000。相比之下，20—29 岁成年人的自杀死亡率为 13.92/100,000；40—49 岁成年人的自杀死亡率为 16.69/100,000。

相对于自杀身亡，自杀意念（SI，即考虑自杀）和自杀未遂（SA）在年轻人中更为普遍。总人口中，近 20% 的 15—19 岁的青少年在 12 个月内报告有自杀意念，近 10% 的人至少有一次报告自杀未遂。由于三分之一有自杀意念的青少年会继续尝试自杀，并且过往有自杀意念和曾经自杀未遂与将来的自杀尝试和自杀死亡密切相关，因此在治疗中积极针对这些行为是至关重要的。临床医生和父母需要知道，青少年产生自杀意念和自杀未遂的最大危险因素是患有精神疾病。高达90%的尝试或考虑自杀的青少年有精神障碍，包括边缘性人格障碍、双相情感障碍、焦虑障碍和滥药。

1. 青少年BPD患者往往表现出行为失调，或难以控制自己的行为，其中最令人担忧的是自杀行为和自杀念头。

青少年BPD患者经常会伤害自己（通常是割伤自己），最常见的原因是为了控制情绪。其他形式的伤害包括：烧、烙、抓挠、刺穿身体、撞击头部和用拳头击打墙壁等。

研究人员正在探究自伤是否会使大脑自然释放能提供暂时快感的物质。我经常被问到，自伤和自杀是否一样？答案几乎总是否定的。对孩子的父母来说，区分并进一步澄清两者很重要，因为他们经常担心孩子自杀倾向的严重程度。

复发性自杀行为与自我伤害的关系

自杀与自伤是不同的，但在整本书中，我会经常同时提及这两种行为。研究表明，自伤者的自杀风险大约高出一般人群30倍。自伤的女性比自伤的男性更具自杀风险，而且首次自伤后的头6个月内自杀率最高。因此，自杀和自伤是有着不同目的的两种行为，又紧密相关。

研究表明，割伤行为被称为非自杀性自伤（NSSI）。研究还表明，虽然有许多BPD患者自伤，但也有许多患者不自伤；部分有非自杀性自伤表现的人并没有人格障碍，但患有抑郁症、焦虑症，或社交功能低下。

冲动是另一个行为问题。父母经常说孩子总是"不假思索"地行动，而在我们看来，他们不顾后果或者无视潜在后果的冲动行为，通常由强烈的情绪推动，包括突然辍学、鲁莽驾驶、危险性交和滥用毒品。尽管冲动并不总是危险的，但长远来说会导致严重的健康问题。

2. 青少年 BPD 患者通常在人际关系方面存在问题。他们有时会深深担忧被遗弃，这会导致糟糕的人际关系，特别是与亲近的人难以相处，因为他们总在与内心的恐惧搏斗。

被遗弃的恐惧可能只因一个微小的拒绝而被触发，比如一个朋友取消了晚餐计划，或者一位治疗师比约定时间迟到几分钟。这种被遗弃的恐惧会导致愤怒，因为他觉得人家不在乎他或者觉得他不重要。对一般人而言，这样的情况不至于引发如此暴怒，但对 BPD 青少年患者而言，他内心的痛苦和恐惧是无法忍受的。

当感到被遗弃的危险时，青少年 BPD 患者会以行动寻求安慰，要对方保证其不会被遗弃。比如，就算冒着惹恼男友的风险，她也会一再给男友打电话或发短信。不幸的是，有时这样的行为反而真的会破坏这段关系，使他们所恐惧的被遗弃成为现实。此外，BPD 青少年患者与父母及亲密朋友的关系也是不稳定的，表现为迅速变化的强烈愤怒，以及过度理想化或贬低与他们最亲近的人。

3. 青少年 BPD 患者经常难以控制自己的情绪，并且会因为难以控制愤怒或其他非常偏激的情绪而被转介治疗。

例如，他们可能在某一时刻表现得非常快乐，但很快就会暴躁、哭泣或者焦躁不安，然后又在下一刻迅速平静下来。不稳定的情绪，以及难以控制极端反应，是 BPD 患者的典型特征。当然，非 BPD 青少年也会情绪不稳定，但 BPD 患者的情绪起伏往往是由挫败和人际冲突引发的，而且极端情绪更强烈。正是这种情绪的强烈程度使他们有别于典型的青春期情绪波动。

青少年 BPD 患者告诉我们，与正常人相比，他们的情绪反应更快、更强烈，并且需要更长的时间才能平复。他们还发现，自己心情愉快时几乎可以完成任何事，心情不好时几乎什么也做不了。这就叫"情绪依赖"。

和 BPD 有关的强烈情绪的另一个特征是，BPD 青少年觉得自己一直都处于强烈的情绪中。访谈时我问他们痛苦感受持续多久，他们往往回答"时时刻刻"。如果你提醒他们，几个小时前他们还很开心，或者他们的坏情绪不会永远持续下去，这似乎无济于事，反而会让他们更担心自己不被理解。

4. 青少年 BPD 患者难以控制自己的思想或认知，可能会有偏执和非理性信念以及解离体验。类似情况通常在青少年 BPD 患者遭受高压力和情绪激动时出现，他们相信周围的人要故意伤害他们，或者让他们过得很悲惨。

解离体验可能包括感觉失联，即觉得周边世界是不真实的，或情感与身体感受相分离。这种症状尤其经常发生在童年曾被虐待或有创伤的年轻人身上。

另一个常见状况是，他们普遍认为自己不被爱，他们是有毒的或邪恶的，或者令人讨厌的。尽管没有事实根据，这种认知上的扭曲是很难治疗的，因为它根深蒂固，难以动摇。

5. 青少年 BPD 患者的自我意识是模糊的。

他们对自己的身份、情感、道德和价值观经常感到困惑，他们的人生目标、兴趣、爱情偏好以及对伴侣的作为，经常表现出突然的、意想不到的变化。类似情况在青春期也很典型，但青少年 BPD 患者和他们的家人会发现，他们有时会突然失去自我感觉，而镜映出周围的人的情绪和行为，好像盗用了他人的身份。

青少年 BPD 患者有时描述自己极度的孤独、空虚或无聊，这些突如其来的变化，可能导致不稳定的学业记录和人际关系被严重破坏。他们在生活中对待别人的举止，也常常令人困惑和始料未及。

关于失调的定义

在整本书中，我多次使用"失调"这一术语。"失调"是指无法或难以调节、控制行为或情绪。

情绪失调：BPD 患者通常更为敏感，表现出明显的情绪起落，且需要更长时间才能平复。

行为失调：BPD 患者难以控制自己的行为，经常表现出极端和破坏性，例如自伤、反复的自杀企图、暴饮暴食、酗酒或吸毒、滥交、赌博以及无节制消费等。

人际关系失调：BPD 患者建立关系很困难，他们非常害怕被抛弃，而且很快会从过度理想化转为贬低对方。这些特征会让关系中的另一方感到很难交往，有时甚至会逃离，于是患者对被抛弃的恐惧就变成了现实。

认知失调：BPD 患者的想法经常是杂乱无章和偏执的，并可能与周围的世界完全割裂甚至分离——在这种状态下，他们的思想、情感和记忆会与他们当前实际经历的事情相脱节。他们似乎很难调节自己的思维过程，特别在压力环境下，往往采取极端、非黑即白、要么全有要么全无的思维方式，表现出明显的自我怀疑和优柔寡断。他们可能会反复认为自己不被他人喜欢，并由此极度厌恶自己。

自我调节失调： 在 BPD 患者中，这种自我感觉不稳定的情况很常见。他们常常感到空虚，失去自我，不知道自己是谁，或者不知道自己想要什么。他们通常很难向别人表达自己的需要、感受、喜恶，很容易受到周围人的影响。他们往往很注重外表，还经常与他人攀比自己的处境。

多种药物和诊断

前面提到，症状多变使得青少年 BPD 患者一次次寻求治疗，他们的故事通常都是相似的，比如常常背负多重诊断——最常见的是情绪障碍，例如双相情感障碍（躁郁症）、创伤后应激障碍，或注意力缺陷障碍、注意力缺陷多动障碍。他们来到我们病区时大多吃着许多种药，可几乎没有疗效。

很多精神疾病可能有上述一个或两个方面的障碍，但当一个人在上述所有方面都有障碍时，这本身就是一个独立的诊断类型。无论何种原因，由于没有一种治疗方案可以解决所有问题，我们就需要一种综合治疗方案。

来看一看父母为孩子寻求帮助的故事吧。

我的女儿卡特里娜今年 12 岁，到 6 月就满 13 岁了。她已经接受了大约 5 年的治疗，能找的专业人士都找了。她还接受过顶尖精神医师的评估，一直借助各种各样的药物来控制她的行为。我认为她年纪太小，不适合服药，更希望她接受心理治疗，因为这些药不起作用。她经常目中无人，发脾气，对同龄人、父母和爷爷奶奶非常不尊重，甚至发展到对其他人也这样，比如对她的老师。我没办法了，我到处都找不到懂这个问题的人，也不知道去哪里寻找解决的方案。我努力保持乐观，但似乎太迟了，我对未来很害怕。

我女儿 14 岁，已经接受了 4 年的治疗。刚开始，她割伤自己的胳膊和大腿，和我们谈论死亡，后来情绪更容易波动，主要在和朋友或我生气的时候。我们看过市里 3 位不同的精神科医生，得到的诊断都不一样，分别为 BPD、没有具体原因的情绪失常以及注意力缺陷多动障碍。我们又带她去了一所大学医院，被诊断为环性心境障碍（表现为反复出现轻度抑郁，然后是正常或轻度情绪高涨）。她会持续表现出冲动、攻击性、频繁情绪波动，严重缺乏自我价值感。目前她在市紧急监护精神病院住院，这家医院只能提供"安全网"（safety net）治疗。

我有一个女儿，过去 3 年里连续住过 7 家医院。目前正在一家医院住院，但医生想把她送到另一家。她做过很多临床测试，很多精神科医生给她作过不同的诊断。再过 2 个月她就满 17 岁，时间不多了。（许多患有精神疾病的青少年的父母担心自己的孩子满 18 岁，这样孩子会被认定为成年人，其法律地位会改变，将拥有更广泛的法律权利，包括拒绝治疗。——作者注）

一种新的治疗方式带来新的希望

好在有一种被称为辩证行为疗法的治疗方法，改变了青少年 BPD 的预后，给上述那些青少年带来希望。这一治疗方法能使大多数青少年 BPD 患者不再遭受折磨，或者说当他们进入成年后不再继续受苦。

DBT 疗法最初是为 BPD 成人患者开发的，经过改良，已能应用于有 BPD 早期症状的青少年。DBT 技能可以延伸到家庭中，家长也被纳入方案，而且改良后的 DBT 技能符合青少年成长规律，还适用于解决亲子关系困境。

DBT 由以下 4 部分组成，本书后面的部分将深入讨论。

· 每周单独的心理治疗

· 小组技能培训

· 给患者做电话咨询 / 辅导

· 为治疗 BPD 患者的医生提供支持系统

青少年边缘性人格障碍的诊断

尽管《精神疾病诊断与统计手册》第 4 版（DSM-4，美国精神医学协会出版，是医生、精神病学家、心理学家、治疗师和社会工作者用来诊断精神疾病的手册）允许对青少年作出 BPD 诊断，关于青少年 BPD 的诊断仍然存在争议。

过去，治疗师不对青少年作出 BPD 诊断有两个主要理由：首先，青少年的 BPD 症状和正常青春期行为很难区分；其次，青少年人格尚未健全，对他们作出这样的诊断意味着给他们带来污名，这很不公平。因此，大多数治疗师会等一个人年满 18 岁后再作诊断。

也有临床医生告诉家长：他们不能简单地为青少年作出 BPD 的诊断，因为孩子长大后或许会改掉这些行为习惯。另有一些医生说，他们不想对家长提及任何有关 BPD 的事，因为害怕家长气愤。在他们看来，诊断双相情感障碍或注意力缺陷多动障碍"看起来更好些"，后两者相对更容易治疗。

但临床证据显示，不及早作出诊断会出现严重后果，因为 BPD 是一种复杂而严重的精神障碍，如果不能及时治疗，患者有 10% 的自杀风险。BPD 患者深深地感到难受和不被理解，以至于宁愿死也不愿忍受痛苦。BPD 漏诊或误诊只会延长孩子及其家长的痛苦，可能会导

如果不能及时治疗，BPD 患者有 10% 的可能会自杀。

致多次住院治疗的恶性循环，以及不必要或无根据的用药尝试。事实上，BPD 引发的耻辱会一直持续下去。

有两件事是显而易见的：首先，几乎所有 BPD 成年患者都发现，他们的症状和痛苦始于童年期或青春期；其次，一些青少年表现出的症状与 BPD 相符，不对他们作出诊断并给予治疗是不道德的。

越来越多的研究表明，在婴儿的基因、出生后的性情及其抚养环境中，可以发现 BPD 的致病必然因素。可是，很多临床医生仍不愿意对青少年作出 BPD 诊断。本书后半部分将深入讨论 BPD 的致病因素。

BPD 在童年期的根源

回顾有关 BPD 的历史，是很受启发的。20 世纪 50 年代的精神病学书籍普遍认为：青春期是情绪困扰的时期，很难判断一个青少年的行为是需要治疗的精神疾病症状，还是正常的成长问题；而任何怪异的行为都会自行消退，所以不推荐治疗。

到了 20 世纪 70 年代，精神病学家詹姆斯·马斯特森（James Masterson，医学博士，人格障碍领域的先驱）挑战了这一观点。他在治疗许多按今天的标准属于 BPD 的青少年时，称其为边缘性人格综合征。他注意到这些青少年有一系列症状，包括情绪波动、害怕被抛弃、自我毁灭行为等。不幸的是，当时的精神病学并没有受益于他的研究。马斯特森得出结论：这些青少年的父母自己都普遍患有边缘性人格综合征。

认为类似这样的行为会自然耗尽（从另一个角度看似乎也未必，因为孩子有病，父母也会有病），这也许是为什么医生经常等孩子18岁后再诊断BPD的原因。我早期与BPD青少年患者打交道时，曾询问几位研究成人精神病学的同事："为什么不给青少年作BPD诊断？"他们告诉我："我们每个人的孩子，有时会表现出与BPD青少年患者相似的特征，但我们认为他们长大后就不会这样了。我们没有一个人愿意自己的孩子被贴上BPD的标签。"在他们看来，将诊断推迟到18岁，多少能给这场青春期的困扰找到希望，让父母免于内疚。

我们同意成年从18岁算起，但这些年轻人在满18岁之前的一天是怎样的呢？这能有多大区别？我见过年仅13岁的孩子，就有类似的BPD表现，甚至更小的时候就被描述有紧张和焦虑的特征。

鉴于行为的一贯性、BPD症状与正常青少年行为的分界不清晰，以及患者把症状视为日常生活的一部分，而有些行为不一定会在他们身上发作等特征，BPD的症状和行为就比典型的发作性精神障碍（如双相情感障碍和重度抑郁症）更难以定义。

研究人员对导致BPD的原因有不同的看法。有些人认为是遗传学问题，有些人归咎于父母糟糕的养育方式，但大多数专家认同，BPD起源于童年时期。

至关重要的是，患者首次出现症状时就应当做综合治疗，以防它成为一种根深蒂固、适应不良又具破坏性的行为。有时临床医生只关注眼前的问题，如 BPD 患者抱怨情绪低落、空虚，就诊断他是抑郁症，给他开抗抑郁药物，而不是从整体上看问题。这是很不幸的，虽然药物在 BPD 治疗中有明确作用（如减轻焦虑等症状），但对于解决 BPD 的实质问题起不到任何作用。

最近有关青少年人格障碍（例如 BPD）的研究报告激增，说明不愿对青少年作 BPD 诊断的情形在减少。本书中，我希望为青少年 BPD 诊断提供明确的案例。如果此后对 BPD 诊断和相关研究仍存有争论和质疑，那么我认为，那些经传统方法治疗毫无效果的青少年，对其自我毁灭、绝望、自我厌恶、自杀行为等需要做更仔细的评估。无论如何，早期和有效的治疗是至关重要的。

一位家长的故事

如果本书不能引起青少年 BPD 患者及他们的父母的共鸣，那就毫无意义可言。因此，许多父母和患者都欣然同意我把他们的故事写到本书里。不过，为了尊重他们的隐私，在保留所有临床事实的同时，我修改了所有可以辨识身份的细节。以下是一位母亲和她患有 BPD 的女儿的经历。

"米兰达还是个婴儿的时候，就一直要人抱。不管我们在做什么，只要我丈夫或我抱着她，她就没事。一直到 2 岁左右，她夜间都很难入睡，但只要我抱起她，摇晃她，她就会马上睡着，这对我们来说都还可以接受。

"到 3 岁半，她上幼儿园了。她会因为我要离开她而生气，以至于呕吐。这不仅仅是开学时，一整年她都这样，每个月大概有3到5次，我不得不按校规把她接回家。但儿科医生说她没事。这是她的策略，而且很奏效，她会继续这样做。第二年，她就没去幼儿园了。

"长大一点后，她的脾气好像完全失控了。她和其他孩子完全不一样，比如不让她在晚饭前吃零食这样微不足道的小事，她都会生气。她会扑倒在地，又踢又叫，一直到六七岁都这样！随着年龄的增长，在学校因为人际交往她又经历了很多情感创伤。她要么爱她的朋友，要么恨她的朋友。刚开始我们以为这不过是女生之间的事情，因为我们的两个儿子没这些问题。她总是频繁地换朋友，还为此骄傲。现在她17岁了，仍然这样。

"我还注意到，她的行为举止似乎总在迎合她正在交往的朋友——和他们一样笑、一样说话等。我问她为什么要这么做，但她不觉得。我们认为她也许是迫切地想要交朋友，为了被朋友接受而愿意做任何事情。但随着她逐渐长大，情况变得更糟了。

"到她10岁左右，我开始带她去看不同的心理治疗师。在我看来，和我认识的其他小女孩相比，她似乎不'正常'。我为她的情感困扰而难过。我想，如果我能更好地理解她，就能弄明白为什么她总是感到'空虚'，就能帮到她。11岁时，她的体重增加了大约30磅，我们为此争吵。她似乎总是吃不饱，总是在没人注意的时候偷偷吃东西，这伤透了我的心。医生说这是我的问题，她没事。大约从这时起，她开始通过编故事来争取她想要的东西，这样她就不会太被拒绝。她发脾气的次数不那么频繁了，但每次发脾气，都更反复无常。

"大约在12岁的时候，我们发现她似乎会通过性来控制男孩。我们不愿相信这一点。大儿子告诉我们，他真的很生气，他觉得他的小妹妹是个'荡妇'。这真的伤透了我们的心，我们觉得她一定是受到了伤害才这么做。从那以后，我们把她看得更紧，她去任何地方我们都跟着。我们甚至不再送她去参加露营。再往后情况变得更复杂，她会在半夜偷偷溜出去和男孩见面，后来我才知道那是她在网上认识的。

"有一次，邻镇来了好多小伙子，坐满了两辆车。一天晚上，他们来接她。我被廷德尔的电话吵醒了，他是来找他儿子的，这几个小伙子正来我家来找我女儿——当时是凌晨一点半，米兰达 13 岁。

"那天早上她回家时，还因为这事被我发现了而生气。之后不久，她想逃到费城，和一群要帮她成为'著名歌手'的人住到一起。幸亏那时她那只忠心的狗表现得异样，我们察觉了，报了警。后来我们在公共汽车终点站找到了她，当时她正要下车。

"再往后，我陪她去纽约北部参加一个行为矫正项目，她在那里待了 12 个月。她一遍又一遍地犯同样的错误，无法升班完成疗程。每次她都因为违规、丢分而被纠正，但她善忘，一周后还会再犯。刚开始她确实表现得像个没有记性的机器人，后来她写了一本日记，其中倾注了太多的情感，令人惊叹。我看着看着，泪流满面，感受到了她的痛苦。

"回到家后，她显得那么美丽和可爱。她说她终于相信我们是爱她的，她真的很开心。美好的生活持续了 9 个月，慢慢地，她又变得和以前一样，说谎、偷窃，偷偷溜出去。我们简直不敢相信。她的脾气比以前更坏了，不仅情绪失控，还一遍又一遍打自己的头，我们阻止不了。我们想把她从痛苦中拉出来，扇了她一巴掌，她就认为我们在'殴打'她；我们的声调高了一点，她就认为我们在'尖叫'，就捂住耳朵。按她的说法，我们都恨她，她生活得很悲惨；她恨我们，要我们离开她。她砸东西，把墙砸了一个洞，还威胁我，说如果她有枪就会开枪打我。如果我们对她说'不'，她就会抓狂。

"去年，在17岁生日前的两周，她在学校因吸毒被捕，一整年都不准再回学校。她很暴怒，认为这是学校的错，她一点都不歉疚。我们并不惊讶，她从不对自己做的任何事感到歉疚，因为都是'别人的错'。

"后来，她开始去看心理医生，认为这能帮她摆脱困境。我想这是她的决定，也许她会从中得到些什么。起初，心理医生认为她是个被宠坏了的孩子，这个说法从小到大我们都听到过，其实我们根本没有宠她。后来心理医生又认为她可能患有双相情感障碍，把我们转介到一位专门治疗双相的医生那里。接下来大约6个月时间，我们每4周看一次医生，尝试不同的药物，直到发现有的药似乎有效。

"大约就在这时，我在书店买了几本关于双相情感障碍的书，感觉米兰达的情况与诊断标准不相符。很偶然，我在一本书里发现一段讲边缘性人格障碍的章节；我又买了尼尔·博克安（Neil R. Bockian）博士的《边缘性人格障碍患者的新希望》这本书。我很惊讶，其中许多地方好像都在讲米兰达，她似乎符合《精神疾病诊断与统计手册》第4版中列出的7到8项BPD诊断标准。我打电话给心理医生，她说：'你不能诊断一个青少年患有BPD，而且不应该这么想，米兰达长大后可能会改掉很多行为习惯。'我又打电话给临床医生，她说：'哦，是的，她有BPD。但我不想让你们难过，我就没说。'我很生气！我读的关于BPD的书越多，就越感到安慰。知识就是力量，我知道的越多，就能更好地对待米兰达。她的临床医生现在也更能接受这些了。她告诉我，她参加了一个关于BPD的研讨会，试图了解更多相关知识。

"针对米兰达的问题，临床医生建议她参加学校的情绪个性化教育计划。但学校不想帮她，因为她是一个'坏'孩子。我们现在正在和学校谈判，他们告诉我，如果我们不能写一封信详细说明米兰达情况，他们就不对她进一步测试。但临床医生不想写米兰达患有BPD，只写她有双相情感障碍和注意力缺陷多动障碍，带有边缘性人格障碍的特征。她不想让米兰达蒙羞！

"我现在已经读了好几本关于BPD的书。我一直在想，要是米兰达小时候，我就懂这些知识，哪怕只有现在的一半，就会好很多，或许就能改变她的整个世界。我们找过的心理医生中，没有一个说米兰达有什么障碍，他们都觉得米兰达很好，只是有点'坏'。我让米兰达读医学博士罗伯特·欧·弗里德尔写的《解惑边缘性人格障碍》一书中有关人格障碍的章节，她惊讶地发现，书中的描述和她是那么贴切。迟做总比不做好，下周她就满18岁了。"

第二章

青少年 BPD 的诊断

在本书第 1 版中，我写道："由于缺乏关于青少年 BPD 患者的信息，青少年 BPD 的诊断并没有正式的标准。"这个情况在 2007 年以后已经发生了巨大变化。

首先，各种研究表明，青少年和成人 BPD 症状存在延续性，成人和青少年边缘性人格障碍很相像；其次，《精神障碍诊断与统计手册》第 5 版保留了关于 BPD 的所有诊断标准，同时去除了对诊断青少年 BPD 的提醒字句。希望这能消除 18 岁以下人群不能诊断 BPD 这个广为流传的迷思。本章，我将主要介绍关于 BPD 的广义的概念，并在之后的一些章节进一步讨论更微妙的细节。

DSM 将 BPD 描述为普遍存在于人际关系、自我形象和情绪中的不稳定模式，以及始于成年早期的典型冲动。这些特征会在多种不同情境中出现，如以下 5 种或更多种诊断标准所示。

我将在这本书中阐述这些标准。本节我想先回顾一下 BPD 的特征，并列举一些我在临床实践中能够凸显 BPD 诊断标准的典型案例。

DSM 列举的 BPD 诊断标准为：

1. 由于害怕被抛弃（无论是真实的还是想象中的），BPD 青少年患者会做出疯狂的举动。

青少年 BPD 患者经常在和异性朋友分手后入院寻求治疗。分手通常会使得他们绝望，由此增加他们的自毁行为。他们时常会因为失去一段关系而绝望自杀，因为他们觉得这对他们的幸福至关重要。

即使所爱的人并没有分手意愿，这种绝望感也会产生。有时仅仅因为对方迟到或不接电话，就会触发他们觉得心爱的人将要离去的念头，从而导致绝望的行为。这种对被抛弃的恐惧，不是简单地害怕所爱的人离去，

> 这种对被抛弃的恐惧，不是简单地害怕所爱的人离去，而是因担心那些对自身幸福至关重要的人永不回来所引致的刻骨铭心的感受。

而是因担心那些对自身幸福至关重要的人永不回来所引致的刻骨铭心的感受。

这个状态，我也曾不太理解。直到一天，一位年轻女性对我说："好吧，想象你是一个 6 岁的孩子，在迪斯尼乐园，你的父母突然消失了，你找不到他们，身边都是陌生人。当我害怕被抛弃时，我体验到的就是这种恐惧感。"

这种恐惧往往没有事实依据，却如此吞噬人心。青少年 BPD 患者会因此做出危险行为，极端表现是试图自杀或自伤，让父母担惊受怕。父母或爱他们的人是如此担心，经常吓得不敢采取任何行

有关 DSM 的说明

《精神障碍诊断与统计手册》（DSM）是美国和许多国家精神健康专家使用的精神障碍标准分类，它为临床医生和研究人员提供诊断患者的共同参照。该手册第5版（DSM-5）出版于2013年5月，是迄今为止的最新版本。本书使用的是第4版（DSM-4），这两个版本中，BPD的诊断标准本质上没有区别，可互换参考。至于未来的 DSM 版本，其标准可能有改变，但目前第4版和第5版是一样的。

动，因为他们害怕丝毫错误都会导致孩子自杀。不幸的是，这无异于告诉孩子，自毁行为能让他们获得想要的关注，这更使得他们的父母无法有效地应对这种局面。在临床术语中，这被称为"行为强化"。

2. 以理想化和诋毁两极交替为特征的紧张而不稳定的关系模式，被称为"分裂"。

据父母们描述，在某一时刻，他们是孩子心目中最好的爹妈，另一刻又变成有史以来最差的爹妈。比如16岁的英格丽德和妈妈通电话，一开始，她听到妈妈的声音很开心，说多么爱她；妈妈似乎也很开心，说等着英格丽德早日回家。可是过了一会，妈妈说要带妹妹去上滑冰课，会迟到一小会，英格丽德就勃然大怒，对妈妈大吼大叫，说她多么恨妈妈，而且一直痛恨，因为妈妈总是把妹妹看得比她重要。妈妈显然很生气，说她本打算带着狗狗一起去接英格丽德的，为的是给她一个惊喜；英格丽德又不停地道歉，告诉母亲她爱她，她刚才说的不是那个意思；母亲说她很担心女儿，要重新考虑是否和女儿见面；英格丽德又开始发飙了，最后不得不中断通话。

在 BPD 患者身上，这种行为会反复发生，而且往往是反应性的。在我们的寄宿病区和住院部，青少年 BPD 患者同样会把工作人员分为好员工和坏员工，而且这样的划分时有变动。通常情况下，这些孩子的要求有合理的一面，但表达的方式不合理。家长和工作人员们经常发现自己要站边，这常常导致他们之间的冲突。从精神动力学的角度来看，家长或工作人员之间的冲突被认为是患者自我意识的反映，有时他们感觉很糟，有时又感觉很好，这就是"非黑即白"的思维模式。在这样的思维模式下，需要做的是把"好的自我"和"坏的自我"整合成完整的个人，或者认为每个人都是"更好"和"更坏"的品质的组合。从行为角度来看，青少年 BPD 患者缺乏管理人际冲突的技能，由于有些人更宽容忍让，另一些人更严格和遵受规则，冲突自然就会产生。

我以前的一个病人曾发邮件告诉我她的近况。在邮件中，她对一段关系的描述，会迅速地从"十分满足"转化到"毫无意义"。BPD 患者对"别人是否在乎自己"的纠结和怀疑，来得快去得也快，这种体验对青少年来说是很可怕的。这位病人也承认，接受治疗后她变得更能自我觉察了。

我和男友关系很好。我认为他理解我，虽然他不太了解我的病，事情本就是这样嘛。也许这更好，因为在这种关系中我不那么紧张。也许我们应该一起默默坐在车里，偶尔聊会天。

当然我真的希望他知道我的想法。我会努力的。我在这佛罗里达州都快疯了。我以为我回去后他想和我谈谈，他也打过几次电话，这没有什么不好。我还是放弃了一些自己的要求，而他一点也没有，他百分之百在做自己的事，这正是他想要的那种关系。

真该死！我的情绪从"我知道他爱我"，快速切换到"他一点没把我放在心上"。现在我认为其中一些是合理的。你能给我一些建议，告诉我怎样才能不那么自我？我最好的朋友，我不喜欢她，除了她告诉我一些事情，说我经常谈论我自己（她喝醉酒时说的），现在我止不住去想这些。如果我说了什么关于我自己的话……嗯，我一直在控制自己。我爸爸一直都说我自私，说我只为我一个人着想。我觉得对我的家人来说我确实是自私的，但如果不是呢？如果我对待每个人都是那样呢？即使这样，即使在我的脑海里我一直在想着美好的、不好的、和我有关的任何事情。我不知道如何停止这种思考。真是一团糟。

3. 身份障碍：明显且持续的自我形象或自我意识不稳定。

青少年 BPD 患者很难对自己有一个稳定的认识，他们的价值观、道德观和身份认同是流动的，在不断变化中。通常，他们的自我意识由他们当下对一群朋友的身份认同所决定——"我和不同的人或圈子在一起时，会变成不同的人"。这一标准在诊断青少年 BPD 方面很难把握，因为青春期通常是确立身份的时期，未患 BPD 的青少年在这一点上也经常有问题。尽管如此，当与其他标准一并考虑时，这仍然是一个重要标准。它始终是治疗的一个关注点。

青少年 BPD 患者的父母对我诉说的无非是两件事，其中最常见的是：父母总是自以为很了解自己的孩子，但孩子的行为——比如自伤——完全出乎意料且让他们十分困惑。很少有父母愿意承认自己的孩子对他们来说是个谜。家里有多个孩子的父母，经常拿患病的孩子和其他孩子做比较。健康孩子的行为通常更容易预测，情绪管理能力也更强；患病的孩子更容易冲动，情绪更难平息，就像一位家长所说的性情"随风而变"。

一位家长抱怨说："我女儿想假装自己是富家女，对中产阶层不屑一顾。有时候她告诉我们，她会成为下一个帕丽斯·希尔顿，然后模仿她从杂志上知道的帕丽斯·希尔顿的样子；或者她总表现得像个快乐、有趣、关爱别人的女孩，但内心深处她是痛苦的。"其他父母说，孩子模仿他们最好的朋友的形象。他们的朋友某段时间是什么形象，他们就跟着变成那个形象。

一个人处于青春期时，流行文化和同龄人都会对其产生深远影响。而当青少年 BPD 患者遭遇青春期，这种现象会变得更加极端。他们经常试图抓住一点，然后锚定一个更为明确的身份。

4. 至少在两个潜在自我伤害领域出现冲动行为，比如过度消费、危险的性行为、药物滥用、鲁莽驾驶、暴饮暴食等。

在无钱无车的青少年中，过度消费和鲁莽驾驶不常见，而不受保护的危险的性接触（有时与完全陌生的人一起）、药物滥用（包括分享精神药物）、饮食障碍以及离家出走则比比皆是。更年幼的青少年可能会和比他们年长的人一起开车，或者未经允许私自开父母的车。另一个潜在的自我危害的例子是，他们会因为冲动而"勾搭"刚在网上或其他地方认识的成年人。我们也看到青少年在社交网络上发布自己的裸照，这可能会导致网络欺凌和名声败坏。

5. 反复的自杀性行为、姿态或威胁，或自我残害。

在青少年 BPD 患者中，我们最常看到的是割腕或割伤肢体其他部位，包括腹部、大腿内侧和胸部。在我们的病房，也常看到一些青少年曾经自焚、过量服药、吸毒，试图上吊、跳楼、跳桥或做出其他自杀企图。这是 BPD 患儿家庭寻求治疗的主要原因，也是一个被误解的可怕的症状。我将在下一章更详尽地介绍这方面的内容。

6. 因心境显著反应（如紧张）引发的情感不稳定（如强烈发作性焦虑，这是一种"低度"抑郁，或强度不及抑郁的情绪低落状态，表现为易怒，只持续几个小时，很少超过几天）。

青少年 BPD 患者会描述说，他们如何在一分钟前还感觉自己完全正常，下一分钟就自我厌弃、生气或沮丧（他们的父母也认可这个描述）。这种心境变化是他们对自己或他人的情绪反应，这些人通常是父母、密友（男朋友或女朋友）。这种心境是反应性的，因为它往往只对一个明确的起因有反应。即使起因不明确，我们也应指导青少年密切关注这一症状，使他们更知道发生了什么。有时触发因素不是人际关系，而是来自内心，这意味着冲突不是发生在人际之间，而是患者内心或想象中的冲突。心境稳定剂对这种类型的情绪反应没有效果。

7. 长期的空虚感。

空虚感常常是孤独的感觉，青少年 BPD 患者把它描述为"时常感到无聊"。空虚感造成生活没有目标和方向，继而会引起别人对他们评头品足。有时，青少年觉得有人陪伴会减轻这种空虚感，因此只为有人陪伴就选择了并不理想的伙伴。他们可能还会因为对方无法满足他们对亲近的需要而遭遇人际关系问题。

8. 不可理喻的强烈的愤怒，或难以控制愤怒（例如频繁地发脾气，持续生气和 / 或反复的身体对抗）。

争斗对象通常是最亲密的人，包括最好的朋友、恋人和父母。这些争斗可能不会被普通熟人看到或经历，当被讨论时，它们会成为尴尬和羞耻的来源。

除此之外，一些青少年和家长会觉得，他们没有上述表现，但是会出现其他强烈的负面情绪，比如有的孩子可能表现出强烈的嫉妒或自我憎恨。

如果作出诊断，要达到 9 个标准中的 5 个。任何显得与情境不相称的强烈情绪都应被考虑到。

当 BPD 孩子暴怒时，父母怎么办?

一般来说，一个 2 岁的孩子爱发脾气，父母不会太在意。在那个年龄段，孩子们可能会想要什么东西——比如玩具或饼干——但还没有学会用语言来表达。

但青少年 BPD 患者发脾气或者愤怒发作，会严重破坏家庭生活，尤其当它导致暴力行为或财产损失时。类似事件会吓到整个家庭，家庭成员也渐渐变得精疲力尽。一些青少年患者说，他们不记得自己愤怒时做了什么，他们屏蔽了记忆，事情发生后会有长时间的心情平静；但对整个家庭来说，却鲜有风平浪静之感。虽然很多时候，青少年和家长说，这种愤怒不知因何而起，但当我们引导孩子们将发生的事件分解，并进行环链分析（一种心理治疗的技术，指一步接一步来准确理解发生的事情）时，青少年能认识到，通常是人际冲突导致了强烈的情绪，又反过来激化了愤怒发作。这种行为会逐渐消耗父母的心理能量，直至对孩子妥协而不是设法应对。如果父母因害怕孩子发作而对重要事项让步，其结果是教给孩子：发脾气是达到目的的有效方法。

这样的事不仅发生在父母和病孩之间，还发生在父母和所有孩子之间。以后我会具体讲解如何解决这个常见的问题。

在我们病房，针对他人的极端暴力并不常见，但也是可能发生的。例如，一个年轻女孩狠狠地把母亲的胸口咬流血了；一个男孩在学校里袭击老师。更常见的表达愤怒的方式是甩门、提高嗓门、语言暴力、随意争斗和破坏财产。如果暴力发生在家里，我们建议家长给治疗师和警察打电话。

如何防止暴怒

第一步是预防。最关键的是，患病青少年需要知道，是什么因素造成他们易激惹? 这些暴怒如果发生在夜晚，是睡眠不足引起的? 还是药物的影响? 或是因为与某些朋友争论? 抑或是在面临期末考试的高度压力下发生的? 辨识易怒和情绪变化的早期迹象，对防止事态进一步升级至关重要。从某种意义上，父母需要成为科学家，细致记录这些因素的有关数据。

第二步是教会孩子们必要的技能，使他们一旦意识自己情绪开始升级，就能够有效地冷静下来。稍后我将在本书中更为深入地介绍这些技术。有些简单有效的方法，包括深呼吸、听音乐、慢跑，或者洗个舒服的澡等。

如果青少年患者脾气发作，父母必须知道的最重要原则是：永远不要让步，不然就会成为负向激励！无论孩子脾气多暴烈，这条原则不能打破。除非他们的要求是完全合理的，并且是用合理的方式提出要求，才应该给予激励。如果确实担心安全问题，比如担心自己或他人受到伤害，父母应打电话叫警察或救护车。

我想强调，不管当时多么痛苦或尴尬，父母也永远不要屈服于孩子的叫喊、威胁、扔东西，甚至暴力侵害。当然，知易行难，作为有4个青春期孩子的父亲，我知道当面拒绝一个焦躁的孩子有多难。与此相关的重要的推论是：要让青少年知道，大喊大叫不会让他们得到想要的东西，但父母仍然愿意敞开心扉，与他们进行更有效、方式更恰当的沟通。

我的同事迈克尔·霍兰德博士是DBT培训主任，他经常在面谈时问青春期的孩子："你想要感觉好，还是想获得效果？" 大多数孩子认识到，他们其实是想让自己的需求有效得到满足。学习如何达到有效，对青少年和他们的家庭都是重要的。

最后，如果孩子的发作已无法避免，父母们要冷静而现实地作出决定，应该怎么办？当纷争白热化时，家长可能会说："你将被关一个月禁闭。"但事实上，类似情况几乎从没出现过，因为青少年可能随后表现得很好，使得家长没有心力关他们一个月禁闭。因此，这样空洞的训诫其实是在告诉孩子，父母的威胁没有任何实质意义。

同样重要的是，要避免激发孩子对其不良行为的内疚，尽管父母很少故意这样做。愤怒再加上内疚会给孩子带来严重的自我批判。无论如何，青少年BPD患者内心已经积存了大量内疚感，他们觉得自己不够好，辜负了父母的期望，因此内疚会让他们雪上加霜。

9. 和压力相关的暂时性偏执，或严重的解离症状。

解离（Dissociation）是指一个人的某些思想、情感、感受或记忆与这个人的其他部分相分离的心理状态，这是创伤后应激障碍患者经常出现的症状。很少一部分青少年 BPD 患者会遭受身体、情感或性创伤，必须声明，性或其他虐待既不必也不足以导致 BPD 发病，但在高危青少年人群中，虐待绝对是导致 BPD 发病的一个因素。最常见的解离体验是人格解体（指青少年感觉不到自己是真实的）和现实感丧失（指他们觉得世界上其他的一切都是不真实的）。

根据 DSM-4 出版以来对 BPD 的大量研究，许多专家认为，这些诊断标准并不足以全面涵盖 BPD。我们稍后将看到，对 BPD 的研究正在全方位地展开，包括冲动、焦虑、羞耻感、愤怒、依恋、遗传、神经成像和人际关系。这些研究将改变未来我们对 BPD 的辨识和诊断，然而在当下，DSM 标准仍然是公正的和被普遍接受的起点。

年龄不是诊断青少年 BPD 的考虑因素

关于青少年 BPD 的诊断，家长和治疗师共同的疑问不能忽略："不是说 18 岁之前不能诊断 BPD 吗？"答案绝对是否定的。我认为 18 岁之前不作诊断和治疗，放任孩子养成不当行为模式，不仅不合情理，还与人道关怀和循证临床治疗理念相悖。

许多人认为，DSM-5 不允许对 18 岁以下患者作出 BPD 诊断，这是一个误解。实际上，DSM-5 没有提及任何发病年龄方面的参考信息，因此是允许对青少年作 BPD 诊断的，具体内容如下："不适应特征出现至少一年，症状持续和全方位，而且不太可能局限于成长的某个阶段，或轴 I 紊乱（一种急性需要治疗的精神障碍）的阶段性症状。"

我在整本书中都提及 DSM，它是精神科医生、心理学家、治疗师、社会工作者用来诊断精神疾病的标准手册。它详细说明了抑郁、焦虑和人格障碍的诊断标准，保险公司也根据它来安排偿付。

相关术语的定义

不同研究人员对 BPD 或其运作机制的一些概念有不同的定义，以下是我的解读。

本书中，我把**情绪**（Emotion）定义为一种"自发产生的，一般是对某种刺激的反应，而不是通过有意识的努力而获得的精神状态"，它们常常伴随着生理的或身体上的变化，如激动或兴奋。情绪持续时间一般很短暂，从几分钟到最多几天。青少年 BPD 患者倾向于对他们的情绪作强烈的主观评判，他们经常希望自己没有情绪，因为他们感受到非常痛苦和紧张的情绪。一旦青少年患者学会有效地调节和体验自己的情绪，他们对情绪的负面看法以及自毁行为就会减少。

我把**性情**（Affect）定义为一种广义的感觉。性情被一些研究人员认为比情绪更持久，但比**心境**（Mood）短暂。性情是情绪的外在显示，可以被观察到。性情往往用以下术语来描述：**易变**（labile）（比如一个人在短时间内从哭泣到快乐再到愤怒）；**平淡**（flat）（普遍缺少或有限度地表达情绪）；**夸张**（expansive）（在表达自己感觉时缺乏约束，常常伴随着自我夸大）。

本书中，我用**心境**（Mood）指称一种更长时间段的心情状态，具有惯性和持续的特点。它是一个人表现出的惯常的情绪状态，例如易怒、快乐、沮丧等。

许多人会互换使用这三个术语。BPD 患者倾向于情绪化反应，他们的心境状态不稳定，没有恒定的心境状态，情绪上的易变常常让他们自己也难以忍受。父母描述孩子心境的用词是喜怒无常、不可预测，这也让他们受不了。

当你的孩子可能患有 BPD 时

许多前来求医的青少年 BPD 患者，其症状符合我刚刚讨论过的上述标准。但这些标准仍可能与正常的青春期现象部分重合，那么为什么这些青少年要来寻求治疗呢？

以下是一些父母发来的电邮，非常典型。他们怀疑自己的孩子患有 BPD，想寻求帮助，其中一些描述符合青少年 BPD 的症状标准。

我女儿 15 岁。她可能得了抑郁症，最近开始有自残行为，所有的药都没用。

我儿子从 13 岁起就不对劲了。医生诊断是双相情感障碍，但他似乎更像 BPD。他的整个青春期都在进出医院、住院治疗、特殊治疗等，我们的生活成了人间地狱。多年来我一直在咬牙坚持，但他总对我发怒，我已经精疲力尽了。

我女儿被诊断为注意力缺陷障碍和双相情感障碍。他们试了几种药物，对改善心境有一点作用，但对她的愤怒发作没有效果。在外面，所有人都喜欢她——老师、同学、体育教练——但在家里，一分钟前她还如此深爱我们，一分钟后，只要她的要求没被满足，她就说痛恨我们。

我15岁的女儿曾4次试图自杀，我想现在她正尝试第5次自杀。自残、性、冲动消费、饮酒和戏剧性行为，这些事都发生在她身上。

我14岁的侄子给我们家惹了无数麻烦，他给整个家庭造成了极大的紧张和压力。他总是火冒三丈。

这些电子邮件，还有对青少年患者的通话和采访显示，我们显然需要更多的、针对青少年的诊断工具。在设计诊断工具标准时，我们需要把那些导致孩子和家长前来寻求帮助的不当行为也考虑在内。

我的同事、教育学博士玛丽·扎纳里尼，发表过很多关于成人BPD的论文。她在2003年创设了麦克莱恩边缘性人格障碍筛查量表（McLean Screening Instrument for Borderline Personality Disorder, MSI-BPD）。这是针对成人的筛选测试，但我们稍微调整一下，列出一个症状清单，可以提示青春期孩子患有BPD的可能性。用这份清单判断成年人很可靠，但还没有在青少年中测试过。以下是针对青少年的MSI-BPD修改版：

麦克莱恩边缘性人格障碍筛查量表

1. 最亲密的关系中是否曾有过因争吵或反复分手而陷入困境?

是_____ 否_____

2. 你是否曾经故意伤害自己的身体(例如割伤或烧伤)? 或者,你曾试图自杀过吗?

是_____ 否_____

3. 你是否经历过不止一次的行为冲动,比如暴饮暴食、冲动约会、离家出走或者酗酒?

是_____ 否_____

4. 你是否曾经主要因人际关系造成情绪极度波动?

是_____ 否_____

5. 你是否经常很生气? 你会用讽刺的方式回应他人吗?

是_____ 否_____

6. 你是否经常不信任别人,尤其是成年人?

是_____ 否_____

7. 你是否经常感到不真实,或者你周围的事情都不真实?

是_____ 否_____

8. 你是否大多数时间觉得感到空虚和孤独?

是_____ 否_____

9. 你是否经常觉得不知道自己是谁,或者没有身份认同?

是_____ 否_____

10. 你是否害怕被抛弃,需要不断确认对你来说重要的人(比如你的情侣、治疗师等)不会离开你,甚至可能恳求他们不要离开你或者紧紧地抱住他们?

是_____ 否_____

如果你的孩子符合这 10 项标准中的 7 项，家长就应该寻求专业性的评估。即使不到 7 项，也不意味着你的孩子没有 BPD。因为这是一份自我问卷，青少年（无论是否患有 BPD）都不太可能让他们的父母知晓他们所有的想法、经历和感受。

儿童和青少年的人格特征和 BPD 的发展

当我们询问患病孩子的父母，什么时候开始意识到孩子不对劲或需要帮助时，有些父母说，他们注意到孩子进入青春期后，行为出现明显变化，但他们以为这是青春期的荷尔蒙问题。也有许多家长说，孩子出生后不久，他们就发现自家孩子与其他孩子有所不同。

例如，一些父母说，他们患有 BPD 的孩子更容易腹痛或者不那么招人喜爱，眼神交流更少，情绪更低落，更喜怒无常，更经常发脾气，比其他孩子更难安抚。这些症状并不一定意味着婴幼儿一定会朝着 BPD 的方向发展，但如果症状持续并随着时间推移而恶化，则可能意味着孩子有问题。

我当然不提倡对儿童做 BPD 的诊断，但如果一个孩子明显有情绪管理障碍，并且给孩子社交和学业造成损害，以及给家庭带来压力，那么教给孩子相关技能以尽早解决这些问题是十分重要的。

即使孩子的问题没有继续恶化，早年学习解决问题的技巧仍将使他们日后受益。放松技巧，如深呼吸练习；体育锻炼，如快步走或慢跑；或者基础练习，如在被问到一个问题后慢慢从 1 数到 5，而不是冲动地脱口而出一个答案——这些都可以大大减轻压力和焦虑对孩子的影响。孩子们在年轻时掌握这些技能，就像在生活中更早地学习一门新的语言。越早接触这些技能，他们就越有机会熟练地使用它们。

诊断和治疗的困难：典型的挑战

许多家长告诉我，他们的孩子接受过很多治疗，服用过很多药物。他们的治疗师也经常给我们打电话，说问题很复杂，孩子们有非常多的麻烦和需求，他们不知道该如何治疗。以下是一些父母和治疗师提及的带有挑战性的问题：

误诊：青少年 BPD 患者的家长经常说他们的孩子曾被诊断为注意力缺陷障碍、双相情感障碍或其他精神障碍，但这些诊断从来都不能完全解释孩子的行为。通常，父母们上网看到了 BPD 的诊断标准，从中看到了孩子的影子。有时他们带着这些疑问和忧虑到专家那里咨询，却得到了这样的答复："你不会想让你的孩子诊断成 BPD 的"，或者"18 岁以下无法作出 BPD 诊断"。

> 青少年 BPD 患者的家长经常说他们的孩子曾被诊断为注意力缺陷障碍、双相情感障碍或其他精神障碍，但这些诊断从来都不能完全解释孩子的行为。

用药过量：父母们反映，似乎没有哪种药物能减轻孩子的 BPD 症状。的确，药物对许多儿童和青少年精神疾患有明确作用，研究已充分证明，药物治疗对心境障碍、注意力缺陷多动障碍、焦虑症有明确效果，但来麦克莱恩医院的孩子并非只有心境或焦虑症状，还有严重的自残、冲动、绝望，等等，这些症状是药物无法解决的。

此外，使用多种药物或多重用药对患者有破坏性影响，如玛丽·扎纳里尼发现，多种药物会让 30 岁的女性 BPD 患者的健康状况像 60 岁。儿童服用很多药物可能导致体重大幅上升，以及胆固醇和血脂升高。

恐惧： 有些父母觉得他们不能信任自己的孩子，或者觉得他们是彻头彻尾的骗子。有些父母因为害怕孩子夜里会自杀，睡觉都不安稳。孩子们觉得父母不理解他们，慢慢地与父母产生隔阂而疏远。一些青少年不得不以自残相威胁，以引起同伴的注意。这些混乱的人际互动最终让孩子们感到孤独、被误解，有时出现自杀冲动。

无效治疗： 一般性的治疗方法对 BPD 不起作用。例如，如果青少年 BPD 患者被简单地诊断为抑郁，那么心理疗法把他们当前的抑郁症状与其早年内心冲突相联系，对减少这些孩子的自我伤害或自我厌恶是无效的。药物治疗也几乎不会有什么效果，此外还不清楚药物对发育中的青少年大脑是否有副作用和不良后果。另一些治疗方法例如辩证行为疗法和认知行为疗法（CBT），对这个年龄段人群处理广谱破坏性行为更为适用。

考虑人格特质

《综合精神病学》杂志在 2006 年发表了一篇论文，着重考察了未成年人的社会、情感和个性发展。作者认为，青少年的下列个性特征可能在 BPD 的发展演化中起着重要作用。

- 他们注意到儿童和青少年感受各不相同，在表达信任别人、愤怒、狂躁和其他强烈情绪时差异也很大。缺乏对他人的信任和强烈的愤怒，这样的性格特征更可能是导致BPD的重要致病因素。

- 他们探索了"友善度"这个概念。不同的孩子在这方面的差异是显著的，其幅度在高友善度到反社会人格之间。友善度差的孩子会表现出恶意、敌对、强控制、反抗，比高友善度的孩子更容易发展成BPD。

- 意识是由专注力和自制力组成的。缺乏意识能力的人格特征更有可能与BPD的发展相关。后面的章节我们将讲到，注意力受大脑额叶功能影响。

- 天性敏感和过分担心的未成年人，往往容易焦虑、紧张、易受惊吓、没有安全感。很多日后患上BPD的人，常常描述自己的童年充满担忧和不安全感。

这些个性特征是整个人的性格基石。现在我们可以想象，这些基石在合适的环境和恰当的生物压力下，可能发展出一种更不适应社会的、持久的心理运作模式。

作者对边缘性人格障碍的临床观察

我对青少年BPD的综合看法，来自多年来治疗青少年患者群体的临床经验。以下症状特征大致概括了大部分青少年BPD患者的情况。

当然其中许多症状用于描述成年人也同样准确。

并非所有临床症状都被医学研究验证过，但总是在青少年患者身上出现，而且经常是他们病史的一部分。需要注意的是，我治疗的是重度青少年BPD患者，这些孩子最后都要住院治疗。

很多青少年BPD患者觉得自己让人讨厌、邪恶，是害人精。即使内心渴望，他们也觉得不应该靠近别人。他们承受着空虚和孤独，这痛苦是如此难以忍受，只能把自残和自杀作为摆脱痛苦的唯一出路。这种强烈的绝望感和自我憎恨，似乎是BPD患者独有的。在我的印象中，所有具有这些综合症状的人都患有BPD。

青少年BPD患者往往难以管理生活节奏，如睡觉、吃饭、运动、学习、玩耍和休息等。一个令人好奇的症状是，他们明显缺乏时间的连续感。青少年患者很难按顺序叙述一个故事，叙事时间线经常混乱。例如，一个女孩告诉我，一周前她和男朋友吵架了，她感到绝望，生活不值得继续，而且这种感觉永远不会改变。但在后来的治疗中，我们重新讨论这次争吵时，她几乎忘记这件事，还把和男友以前吵架的事也加了进来。她把所有细节都放在一个事件里。

另一个典型的现象是，孩子们的内心波动是如此持久，虽然很多患病孩子聪明又能干，却很难维持学业或工作。当他们心境良好时，可以做好任何事情；当他们情绪低落时，就像瘫痪了一样，几乎无法完成任何事情。我们把这种状况称为"心境依赖"。

青少年BPD患者的人际关系往往是混乱、不稳定、快速变化的。他们对其他人的看法，往往根据心境而戏剧性变化。他们的某一心境状态往往不会持续，而且经常取决于对人际冲突或恐惧的反应。他们的反应性或冲动性攻击对象，一般是朋友或者父母这些与他们最亲近的人。但他们也经常抱怨说，他们的朋友、父母甚至治疗师都误解他们。的确，人们很难完全理解青少年BPD患者，搞不明白为什么他们会有如此强烈夸张的反应。

和成年患者一样，青少年BPD患者非常害怕被拒绝或者被抛弃。当感觉会失去所爱时，他们会突然开始贬低对方，不管是朋友、父母、老师或治疗师。

一些青少年 BPD 患者很擅长感应他们生命中重要的人的非语言表达，被认为直觉能力强。越来越多的证据表明，大脑神经网络被激活时，其镜像神经元能捕捉到别人心境上的微小变化。这让青少年 BPD 患者觉得，他们也在经历和体验别人的情绪。我将在后面的章节中更深入地阐述镜像神经元的概念。考虑到很多受 BPD 折磨的患者曾经遭受过严重虐待，很有可能这种察言观色的本领，是为了适应恶劣环境、让自己免于被虐待而发展出来的。

当与人争吵和打斗的时候，这些青少年往往非常情绪化，走极端，非黑即白，也没有能力从别人的视角或者更精细的角度考虑问题。

青春期是青少年探索和确立自我与价值观的时期，但很多青少年 BPD 患者的自我身份意识特别糟糕（和常规发展的同龄人相比）。他们眼中的自己，是密友或同伴圈子的人格特征的组合。这种不断变化的自我模式，随着他们从一个群体转向下一个群体而持续。有时他们会说，他们的真实自我被掩盖了，别人从来没有机会看到他们的真实面目。

除了这些核心症状，他们还经常嗑药，但这和其他的青少年滥用药物性质不同。他们通常不是为了获得快感，而是为了减除痛苦的情绪体验。如果有频繁的性接触，也往往只是为了逃避孤独，或者想感觉自己被需要，而不是性放纵的猖狂和放肆。

目前我们还不能用实验室测试方法来诊断 BPD。随着对青少年 BPD 的理解一步步加深，更全面和准确的诊断工具将被开发出来。这些诊断工具包括脑成像技术、遗传学、脑化学（研究人脑中的化学物质如何使大脑发挥功能）以及调查问卷——它们的综合运用，再加上临床医学的历史经验，会大幅度改进诊断方法。第四章会继续介绍科学研究如何探索人体生物系统。

反应性依恋障碍与 BPD 的相似性

一些临床医生想知道 BPD 是否是另一种叫作反应性依恋障碍（reactive attachment disorder，简称 RAD）的变种。《精神障碍诊断和统计手册》这样定义婴儿期或幼儿期的反应性依恋障碍：

1.5 岁前开始出现，在大多数情境下表现为明显的不安，以及与婴幼儿发展阶段明显不符的社交关联，具体表现在（A）或（B）：

（A）经常无法用与年龄相符的方式，主动发起或回应人际互动。常常表现在过度克制、高度警觉或非常矛盾的回应（例如对看护者的抚慰做出接近、躲避和抵抗的混合反应，或可能表现出冷冰冰的警惕）。

（B）依恋关系泛化，表现为不分远近亲疏地和人亲近，在掌握人际关系尺度上明显低能（比如对陌生人过分亲近，或者无选择地和人接近）。

2. 标准 1 中的"不安"，不是由于发育迟缓（如心理发育迟缓），

也不符合普遍发育障碍的标准。

3. 孩子的身心健康需求长期未能满足，至少符合以下一项：

（A）持续忽视孩子对安抚、刺激和感情的基本需求。

（B）持续忽视孩子的基本身体需要。

（C）主要抚养者频繁变动，阻碍了稳定的依恋关系的形成（如频繁更换寄养家庭）。

美国儿童和青少年精神病学学会称，RAD 很难诊断，绝大多数 RAD 患孩早期人际关系有问题，或遇到过重要关系的突然中断。许多人遭受过体罚、身体虐待、性虐待、情感上的漠视或虐待等，或因多次经历主要养育人的变动和去世而产生心理创伤。

这种让 RAD 成为儿童版 BPD 的看法是一个合理的延伸。很有可能，一些受过创伤和忽视的儿童 RAD 患者会继续进一步发展成 BPD。现实中，很多 BPD 案例是从忽视、创伤和虐待中发展而来的。

为什么诊断为双相情感障碍常常是错的?

绝大多数青少年 BPD 患者转诊到我们医院时,被诊断为双相情感障碍,而且常常是非特定双相情感障碍,称为 bipolar not otherwise specified(NOS)。

双相 NOS 是一种不属于任何其他类别的心境障碍,其特点是躁狂(高位)和抑郁(低位)快速切换。一般来说,误诊多因为精神健康专家不愿意给青少年作 BPD 诊断,也因为青少年 BPD 患者心境多变,看起来很像双相情感障碍。双相情感障碍和 BPD 一样多发生于青少年,但它和 BPD 是两种不同的精神障碍,主要相似点是心境状态易变。混淆双相情感障碍和 BPD 不仅会导致严重的误诊,还会导致错误的治疗方式。

双相情感障碍是一种涉及单种或多种躁狂和重度抑郁交替发作的心境障碍。躁狂发作的特点是一段时间内情绪高涨、自我感觉膨胀或显著的烦躁,且持续时间至少一周;重度抑郁发作的特点是心境低落,或是对日常生活失去兴趣或乐趣,且持续至少两周时间。

双相情感障碍的每段躁狂或抑郁发作至少要持续一周,但 BPD 的某种心境状态往往只持续几分钟到几个小时,很少达到几天。而且 BPD 的心境往往是高度反应性的,也就是说,它是作为对某种外界情况(通常是人际冲突)的反应而被触发的。

有些人患有双相情感障碍,有些人患有 BPD,也有人同时患上这两种疾病。在本书第七章中,我们将会讲解 BPD 和双相情感障碍共病的情形。下一章中，我将分析青少年 BPD 患者与正常发育的青少年之间的行为差异，并进一步阐明 BPD 行为并不仅仅是青春期行为的极端版本。

第三章

如何区分 BPD 症状与青春期典型行为

想象一下两个 16 岁同卵双胞胎女孩，她俩都喜怒无常、冲动、吸毒，与不同的男孩发生性行为，违抗父母的要求。她们当中一个患有 BPD，另一个没有，父母怎么能分辨她俩？

简单的办法是：看行为的功效。我的意思是说，看看她们行为方式背后的原因是什么，这些行为可能是典型的青少年体验和成长，也可能是 BPD 的表现。

例如，对于青少年 BPD 患者来说，吸毒的功效或者原因，不是为了体验，而是作为一种尝试调节或控制情绪的方式。对 BPD 少女们来说，拥有多个性伴侣的功效或原因，有可能是想有一段关系、体会到被追求的感觉、有更好的自我评价。BPD 少女们经常告诉他们的治疗师，这些随意的性接触几乎不能给她们带来任何性快感。

在这一章，我将把关注行为的功效作为切入点，用于分辨普通青少年和 BPD 青少年行为的区别。由于这种行为看起来和普通青少年的行为一样，许多家长和临床医生会忽略，觉得这只是正常成长的一部分。父母可能会辩解说，他们自己在十几岁的时候也很狂野，后来长大就没事了呀！

和普通青少年一样，BPD 青少年可能会酗酒、疯狂驾驶、吸毒和违抗父母。然而，他们是把使用毒品、自我伤害和对父母咆哮，作为对抗极度痛苦、强烈情绪、空虚、自我厌恶和对被遗弃的恐惧的一种方式。虽然 BPD 青少年经历了与非 BPD 青少年同样的成长过程中的挑战和变化，认清这些行为的意图或目的仍然是至关重要的。

两类孩子的行为可能是相同的，但其中一种行为可能远比另一种行为更令人担忧。例如，我采访过一些青少年，他们告诉我，他们已经有过一到两次的自伤经历。当我问他们为什么这样做，他们可能会说，这是因为他们的朋友在这么做。他们中有的说那样很痛，不想再做一次，也不明白为什么他们的朋友会这样做，而且这样做没有任何好处。但也有一部分人说，他们在网上看到过类似做法，或者他们的一些朋友正在做，他们发现割伤行为能缓解自己的痛苦、降低情绪紧张度、感到更有活力、不再感觉麻木等，而且不觉得很痛。他们觉得重复自我伤害的行为是一种解脱。

觉得自伤很管用的孩子，比那些觉得自伤没有任何用处的孩子更令人担忧。这可能成为一种习惯性行为，是这些孩子可能患有 BPD 的重要迹象。如果他们发现自伤是一种有效的处理自身情绪的方式，割伤自残将逐渐变成他们生活的一部分。他们越频繁练习这种行为，它就越成为大脑中根深蒂固的解决问题的技能。

青少年典型发展阶段

在更仔细地研究青少年 BPD 患者和 BPD 发展理论之前，我们应该检视一下一般青少年的成长历程。以下是青少年在身体、情绪、精神、社交和性方面的成长以及成熟过程。

12 至 14 岁

在初中后期至高中早期，父母经常为青少年的成长变化感到困惑。这段时间里，这些孩子开始走向独立，经常纠结于认同感问题，往往对自己的身体感到尴尬或奇怪，特别是对青春期开始时发生的明显变化。许多 BPD 患者和他们的父母都认为这是他们第一次开始自我伤害的阶段。

一般来说，青少年倾向于关注自我，总是在对自己能力的高期望和自卑感之间摇摆不定。他们注重服装风格，这往往受到他们同龄人群体以及流行文化的影响。情绪波动是青少年的典型常态。在这个年龄段之前，孩子们往往认为他们的父母总是对的；现在则慢慢意识到他们的父母是不完美的。这个阶段他们对父母少了感情流露，有时甚至会觉得父母对待他们的方式有些粗鲁。几乎所有的青少年，无论是否患有 BPD，都抱怨他们的父母干扰他们的独立性。在遇到大的压力时，他们倾向于退行到更幼稚的行为。无论在家还是在学校，他们总会遭遇规则和限制的考验。

通常在这一阶段，青少年最感兴趣的是当下，较少考虑未来。有好几次，我心不在焉地问一个处于这个阶段的孩子，10 年后他会是什么样子？他回答："我不知道，我只有 13 岁！"

这个时候孩子对性能力的兴趣日益增长，最典型的表现是害羞、容易尴尬、谦虚和对性的兴趣增加。人们普遍倾向于异性恋，恐惧同性恋，他们经常关注自己的身体和性的吸引力。

经常出现的人际关系变化也是这个阶段的特点。青少年改变他们的关系有很多原因，包括从初中学校转到高中学校、共同兴趣的改变（如体育和课外活动）、对约会或浪漫关系的兴趣增长，以及对新尝试的好奇心和兴趣。

这个时期青少年性活动变得更加活跃，并尝试更多的性伴侣。原因也很复杂。一项有趣的研究表明，严重依赖电视获取性信息的青少年对女性美有较高标准，并认为婚前和婚外性行为是可以接受的。他们也不太可能了解避孕药具对于防止怀孕或疾病是必要的。

虽然许多父母拒绝接受，这个阶段的青少年体验性和药物非常普遍，青少年 BPD 患者尤甚，但如前所述，行为背后的原因是不同的。BPD 患者经常把性作为留住伴侣的方式，或用于应对被抛弃的恐惧感。

15 至 17 岁

随着青少年的成长，他们走向独立。他们自我意识更强，在不切实际的高期望和糟糕的自我概念之间交替，更强烈地抱怨他们的父母干扰他们的独立。他们仍然非常关注自己的外表，并以大众文化中描绘的形象作为理想。这是最令人担忧的，尤其对年轻女性来说，因为瘦弱的模特占据了流行时尚杂志的封面。

在这个阶段，父母在他们心目中的地位降低。他们在情感上与父母疏离，同时加倍努力结交新朋友。他们非常重视同龄人群体，当然在这个阶段形成的友谊可能持续一生。

青少年也会表现出悲伤，特别是在心理上失去父母时。我曾询问青少年与其父母关系的变化，他们的回答常让我震惊。一个女孩告诉我，她曾经和父亲一起去钓鱼；一个18岁的孩子说，他曾经在他母亲睡觉时和父亲一起在星期六早上看动画片。父母往往感到惊讶，他们只看到自己的青春期孩子是多么孤僻和轻蔑，没想到他们也很怀念过去的时光。

这个年龄范围内的青少年经常花很多时间自省心路历程。他们写日记，也倾向于过目标导向的生活，并且更加明白自己将来要做什么。

在这个年龄段，人与人之间的关系，无论亲密与否，都更加重要。青少年越来越关心自己的吸引力，他们对自己的性取向表现出更清晰的认知。他们表现出越来越多的温柔，不那么害怕面对异性。他们表达爱和激情，经常告诉我他们会想象与现在的恋人共度一生。

这个年龄段的青少年尝试药物和酒精非常普遍。有趣的是，越来越多的证据表明，这个年龄段的青少年具备良知，可以始终如一地区分正确和错误。

18岁以上

青少年长到18岁，通常表现出越来越独立的作为，以及更稳定和更一致的身份认同，还发展出更成熟的能力来审视内心体验。

在青少年 BPD 患者中，这种审视内心体验的能力似乎比一般青少年发展得更早。也许是因为他们遭受痛苦，因此能在早期阶段就开始审视自己的生活。不过，虽然他们看起来更自省，但往往很难说出和标识他们的情感体验。他们经常探索一个没有言语的内心世界，这是令人困惑和可怕的。

同样在这个年龄，发育中的青少年表现出思考的能力，说明大脑中处理执行功能或决策的额叶部分在成熟。于是，他们与父母的冲突开始减少，表现出更强的延迟满足和妥协能力，以及更好的情绪稳定性，这代表着大脑的进一步成熟。许多脑成像研究表明，与典型的发育中的女孩相比，少女 BPD 患者的前额叶皮层不成熟，因为前额叶皮层的功能是部分控制冲动和决策，她们的大脑图像进一步证实，BPD 患者的冲动很可能肇因于大脑发育的延迟。

在人际关系中，这个年龄的青少年对他人表现出更多的关注；在他们的浪漫关系中，他们表达了更深的爱和激情，这些关系往往比青春期早期的探索性关系持续更长；他们对自己的性认同更肯定，对温柔和感性的爱的能力也有所提高。年龄较大的青少年会表现出更强的自立能力，更加重视自己在生活中的位置，以及个人的自尊心。从此，一个正常发育的青少年敲开了成年的大门，他或她的个性也几乎发展完毕。

典型的青少年 BPD 症状

我从未见过一个成人 BPD 患者在童年期或青春期没有表现出任何症状。问题在于如何区分 BPD 症状与青春期的典型行为。

首先，我们依据上述对青少年典型发展阶段的描述，假想有这么一个孩子，表现出心理上和父母日渐疏远的悲伤、身份认同的困惑、经常性的喜怒无常、在高期望和自卑感之间摇摆、过度关注外表、存在退行倾向，在压力特别大的时候，还会有嗑药、性冒险，伴随频繁换朋友和以自我为中心——你就容易理解为什么说正常的青春期看起来很像 BPD 了。

如果我们使用 DSM-5 的诊断标准来衡量这个假想的孩子——对被遗弃的恐惧（标准 1）、身份认同困惑（标准 3）、药物和性别冲动（标准 4）、情感不稳定（标准 6）——这些都是具备的。只要多一个标准，再加上自杀企图（这也是青少年常见的问题），就能满足成人 BPD 的诊断。鉴于此，就能明白为什么许多心理健康专业人士不愿意给青少年作出 BPD 诊断。

BPD 发病率只有 2%，98% 的青少年不会有 BPD；加上青少年一些让人担忧的、偶尔出现的行为，来得快也去得快，都使得给青少年诊断 BPD 不那么容易被接受。

当然，如果某位青少年的上述行为持续存在，且伴有广泛的情绪问题，临床医生就必须意识到人格障碍的可能性。

3 种针对青少年 BPD 患者的有效教养策略

DBT 最重要的组成部分，是让父母理解自己的孩子，并从青少年角度理解他们的行为。这并不意味着父母认同孩子的行为，而只是在某种程度上单纯地理解这些行为。所有的家长都曾经是少年，往往忘记了自己在年轻时也曾有过冲动甚至危险的行为。

青少年 BPD 患者自杀和自伤，不是典型的青少年成长行为。因此，当这样的行为出现时，父母往往会有强烈的情绪，特别是恐惧。DBT 要求家长使用 3 种方法来平衡他们的情绪。这不但适用于 BPD 行为，而且适用于所有青少年行为问题：

1. 在过度宽大和过度权威之间找到平衡。换句话说，就是在太放纵和太严厉之间把握平衡。设定限制是正常教养方式的一部分，这不仅仅包括把父母的价值观传达给孩子，以及告知孩子父母的底线是什么，还包括让孩子体会到被爱和安全感。设限还让孩子们知道如何争取自己的利益，与某些规矩作抗争的过程也能让他们知道什么是对的、什么是错的。当然，有些家长被孩子自杀和自残等行为吓坏了，他们担心设限会导致这些极端行为。因此父母必须学会变通，不要太严格，不要强加太多的要求和限制。在这两个极端之间找到平衡，是治疗青少年 BPD 的常见的挑战。这些技巧也可用于父母教育非 BPD 孩子。

事例：一个 16 岁的孩子在她男朋友家过夜，半夜还上网发动态。她的父母因此不许她上网，不让她见她的男朋友。

练习：寻找平衡

一个重要原则是：要有明确的规则并始终如一地执行，同时能就一些问题谈判交流。一位 16 岁少女想见男友并通过社交网站与朋友交流很正常，因此父母可以允许她白天和男友待在一起，也可以允许她做完作业后上网聊天，而不是同意女儿住在男友家里（太顺从），或永远不允许她见男友（太严格）。找到平衡的关键是避免走极端，致使你和孩子的关系两极化，不然你会失去对孩子的影响力，而且很难挽回。

2. 在淡化问题行为的严重性和对青春期行为作过度反应之间找到平衡。 换句话说，既不要把青少年的一些问题看得太轻，也不要把青少年迈向独立过程中的行为视为洪水猛兽，这样你就可以在孩子面前树立不偏不倚的形象。

事例： 一位 17 岁女孩在家变得易怒，成绩开始下降，但父母并未重视，只认为她在"经历一个阶段"，不需要对此做任何事情，这就忽视了女儿因日益严重的抑郁症和随后吸毒带来的严重行为变化。当女儿试图自杀后，他们最终把她送进医院。后来女儿情况好转，她不再吸烟，成绩提高了。可她康复后，一次她在学校和朋友打架，回家后"砰"地关上自己房间的门。她的父母就联系我，表达他们的忧虑——他们已经从不上心转向过度担心。

练习：寻找平衡

在作出反应之前，要考虑情况发生时的背景。在 DBT 中，正念的要义就是把意识集中在当下，然后将注意力扩大到所有相关信息。通过停下来，深呼吸，思考眼前的情况，可以看到自己哪里出了问题。要关注全局，关注孩子需要什么。在上述例子中，父母应该注意到女儿的易怒日趋严重，应该诚实、直截了当对待女儿，不应该认为她只是青春期叛逆而无动于衷；而后来女儿与朋友打架后回到家"砰"地把门关上的行为，这并不是严重的问题。

3. 在强迫孩子自主和形成依赖之间寻找平衡。 在孩子准备好之前强迫他独立，和把他们抓得太紧以至于随时依赖父母，都是不对的。强迫独立意味着过早切断依赖关系，抱得太紧意味着阻止你的孩子走向独立。

事例： 我们诊治过一位 20 岁的女孩，每次她遇到麻烦，父母都会出面保护她，从不让她直面生活的教训。后来有一次，她放纵地在外过夜，事后发现自己怀孕了。她的父母很生气，坚持要她搬出去过，任她自生自灭。这是一个典型事例，准确地说明了上述两个极端。

练习：寻找平衡

父母应该引导青少年，让他们逐渐为自己的生活负责，然后慢慢给他们更多的自由和独立，同时仍然能对外寻求帮助。在上述事例中，如果要做到平衡，就应该是在这位女孩更小的时候给她更强的限制；而在她怀孕后，慢慢地撤去父母的支持，并鼓励她承担更多的责任。

以我自己为例，我儿子16岁，接近可以开车的年龄，但仍然要我接送他。他想在周末晚上参加朋友的聚会，这意味着我必须有空接他回家。我希望他能够提前安排好时间，而不是简单地临时给我打电话说："我要走了。"如果他能遵守这些规则，我会答应他的要求。我会根据情况来把握平衡：他没提前计划，我下次就不带他出去；如果他事先计划好，我会奖励他，给他更多的决策自由。

你的孩子什么时候开始自伤

很多孩子告诉我，在被父母发现之前好多年，他们就已经开始割伤自己。也有父母对我回顾往事时，表示他们"应该知道"有些地方不对劲；但大多数人声称，他们完全不知道孩子在伤害自己。

如果你的孩子割伤了自己，你会发现和你有过同样遭遇的家长不在少数。2010年，《美国家庭医学委员会杂志》的一篇文章披露：青少年有更高的自伤风险，大约15%的青少年存在某种形式的自伤。通常这种行为从14至15岁开始，在青春期早期和后期达到顶峰。

自伤没有智商壁垒。康奈尔大学和普林斯顿大学的一项调查显示，近五分之一的学生有自伤行为；另一项研究显示，近6%的大学生经常自伤。自伤者更有可能是女性，并有进食障碍。这些有自伤行为的常春藤盟校学生中，有一半自述曾经遭受过性、情感或身体虐待。

为什么自伤？

自伤可以成为一种时尚。最常见的情况是，当一个群体中的某个人开始自伤，其他人就会跟随。通常，对于非 BPD 青少年来说，自伤是非常疼痛的，所以他们很快会停止自伤。但自伤的 BPD 青少年通常都非常敏感，他们承认能比其他人更快更强烈地感受到情绪，也需要更长的时间才能让自己恢复正常。

他们割伤自己的原因各不相同。来我们医院治疗的孩子这样描述自伤对他们的作用："让我感到真实，让我有活着的感觉，让我不再感到麻木。""我可以自己控制这种疼痛，而别人带给我的痛苦让我无可奈何。""自伤是以我肉体的疼痛取代了内心的痛苦。""它让我感到平静。""我割伤自己，是因为我恨自己。我是一个可怕的、令人厌恶的人，我活该接受这般疼痛。"

对大多数父母来说，孩子自我伤害是最令人困惑和可怕的症状。一个关键概念是：大多数父母认为自伤是一个问题；而对青少年来说，这是他们解决问题的方式。在他们看来，问题不在于割伤，而在于他们当下的感受。当他们割伤自己的同时，他们的愤怒、孤独和悲伤等感觉得以舒缓。其他人告诉我们，他们自伤是为了惩罚自己，因为他们觉得自己是坏人。我们见过许多被虐待过的年轻女子自残。受过性虐待的女孩告诉我们，她们自伤时必须确保看到鲜血流出来。目前还不完全清楚她们这样做的原因，这会让我们警惕，她们是否经历过性虐待。如果有青少年告诉我们，他们需要看到自己出血，我们就会进一步探讨虐待问题。

自伤很少是出于寻求关注的动机。许多家长、教师和临床医生以为，孩子们自伤是为了吸引关注，其实不然。研究表明，只有大约10%的病例是出于这个原因。通常青少年都是自伤了几个月甚至几年后才被发现，很明显，如果是为了寻求关注，在几个月或几年后才让人发现并不是获得关注的有效方法。青少

> 大部分父母认为自伤是一个问题；而对青少年来说，这是他们解决问题的方式。

年自伤，其实是为了压抑自己的感情，极力不让他们的感情为人所知。他们通常不清楚自己的感受是什么，只知道这种感受很强烈；他们不喜欢某种感觉，想迅速摆脱掉，因此自伤就成为非常有效的方法。

为什么他们不用别的办法？那是因为他们不知道该怎么做。遗传和环境因素阻碍了青少年 BPD 患者调节情绪技能的正常发展。现在有个好消息：辩证行为疗法是一种强有力的治疗方法，有助于减少自伤，教会患者如何识别和说出自己的情绪，然后再提供更有效、更长期的处理方法。

青少年自伤的迹象

青少年自伤比较明显的迹象，是身体经常出现无法解释的疤痕、割伤、瘀伤和烧伤。通常在四肢，特别是在手臂；也可以在小腿、大腿、胸部、腹部或背部。当父母看到这些伤口时，青少年通

常会给出难以置信的解释，比如狗或猫抓伤，或自己摔倒等。

其他迹象包括总是穿着长袖衣服、打架后离群索居、洗澡花很长时间、与朋友疏离、滥药越来越严重等，这些都可能是自伤以及其他精神障碍的症状的迹象，如严重抑郁、焦虑、饮食紊乱或滥药。囤积锋利的工具，如刀片、针、剪刀等是非常令人担忧的，这是自伤的征兆。此外，许多青少年会将他们的切割行为仪式化，当一个青少年突然购买大量的消毒液、清洁液和清洁敷料，也需要关注。

自伤的风险

虽然绝大多数自伤几乎与自杀无关，只有少数自伤会造成永久性损害，但这不是一种无风险的行为。以下是自伤最常见的风险：

· 因受伤或共用剃须刀造成感染

· 意外的严重伤害，如危及生命的失血或感染

· 伤口愈合后的疤痕

· 羞耻、内疚或其他痛苦的情绪，这反过来又会导致更多的自我伤害

· 自杀风险增加 300%

最后一项似乎有点自相矛盾：如果自伤与自杀无关，为什么会增加自杀风险呢？研究人员推测，自伤使实施自我毁灭成为一种习惯。经过多年实践，从自伤到最终自我毁灭——自杀的差距逐渐缩小，因而从一个行为向另一个行为飞跃会变得更加容易。

当孩子自伤时，家长能做什么？

大多数青少年自伤不意味着他们有自杀企图，因此不需要医疗介入。但一些青少年自伤有可能造成很可怕的伤害，我见过有些孩子几乎把所有裸露的皮肤都割伤了；有些孩子的伤口总是需要缝针；有些孩子的自伤目标是动脉，这样就会流更多的血；还有一些孩子割断了自己的肌腱。一些年轻女性的自伤目标是乳房，一位年轻女子告诉我，如果没有乳房，她就不会受到性虐待。

家长第一次遭遇孩子自伤肯定是很惊惧的，这种情况下通常很难保持镇定，但冷静的态度能让处理的思路更加清晰和有效。

家长通常没有接受过医疗培训，当孩子自伤时，最初的步骤是包扎伤口，然后去医院或诊所进一步治疗。由于可能不清楚孩子用什么工具自伤，假如伤口出血，就得打破伤风针（如果他或她最近没有注射过）。如果青少年正处于某个治疗进程中，比如对自伤有特别针对性的 DBT，那就按既定治疗方案继续治疗。

哪些处理方法是无效的？

孩子自伤会吓坏父母，这是可以理解的；由于自伤带来的负面自我形象和身体形象，孩子自己对伤口也非常敏感。有孩子多年后告诉我，他们希望自己从来没有自伤过。伤疤总是过去的一种见证，当朋友或亲密伴侣对此好奇，他们都很难启齿。

父母对自伤行为或对青少年下评判不难，但更重要、更有效、更有益的做法，是努力去理解孩子的情感变化。我们发现，如果自伤的青少年知道别人也有类似经历并在训练应对技能，他们就不会把自己视为外星人，并且会去寻求帮助，而非不断自我伤害。

仅仅告诉孩子停止自伤是行不通的。一般来说，自伤有助于青少年控制他们的情绪，除非有另一种行为能取而代之，不然他们不会停止。这就是一种以技能为基础的疗法，对于改变青少年自伤至关重要的原因。

如何处理 BPD 患者弟弟妹妹出现的紧张情绪

一位18岁BPD患者的母亲告诉我，她在10岁女儿身上看到了"同样的情绪强度"。她担心女儿是否也患上BPD，她不知道如何对付女儿的焦虑和坏脾气。

尽管根据这位妈妈的描述，没有迹象表明她的女儿有精神问题，不过学会一些应对"情绪强度"的策略，在很多层面上都是有益处的。从小就教孩子练习生气时的应对技巧，能减少家庭遇到这些状况时的无助感。在某些情况下，如果放任不管，孩子抗压能力低下会引发一些不良状况，甚至造成更广泛的影响。

以下方法能够防止情绪急速失控：

· 要认识到孩子的行为如恼火、沮丧、烦躁，是孩子的压力水平正在上升的信号。

· 做一些安抚孩子的事，例如让他们洗热水澡、给他们按摩、听宁静的音乐或熟悉的故事。

· 帮助孩子识别他或她情绪强度上升的线索。使用常规的正念练习，让孩子留意自己的内心和身体。一个简单的例子是教会孩子观察自己的身体，放松下来，同时慢慢呼吸。也可以找一个安静的地方，让他或她反省或冷静下来。

· 不要对孩子的行为做过度反应，以免他或她的情绪更加激动。

· 让其他兄弟姐妹一起配合。这个时候不要使焦虑中的孩子情绪升温，帮助他们认识到，这样只会导致混乱并延长糟糕的情绪。

· 孩子情绪爆发后，给予平静、清晰和简短的反馈意见，并承诺继续努力寻找帮助他和整个家庭的方法。

沟通时唯一最重要的能力：认可

如果你只有 10 分钟时间阅读这本书，我最希望你阅读这一节。这是因为：认可的技能无法靠直觉获取，很难付诸实施，却能让你获益良多。

简单地说，认可就是承认和接受另一个人内心体验的合理性。自我认可是承认和接受你自己内心体验的合理性。许多人在这个问题上卡住了，因为他们把认可等同于认同。认可并不意味着你同意或支持某种感觉或想法，不意味着你爱某个人，甚至也不意味着你喜欢这个人正在做的事。认可不是在说"我知道你的感受"，特别是当你不知道的时候；认可只是意味着你接受孩子有一个与你不同的观点，而且他或她的观点是有理由的。

当发现孩子滥用药物时

家长大多不知道如何发现自己的孩子在滥药。衣服上的大麻味道或者呼气里的酒精气息当然是明显迹象；此外，尽管缺乏药物测试手段，还是有很多迹象在向家长提醒孩子滥药的可能性。

在学校，孩子的学习效率和成绩急剧下降。他们可能失去做功课的动力，除了和朋友一起玩，对任何事都提不起兴趣。他们可能旷课，或者在课间离开校园，经常不参加常规活动——这常常是因为他们喜欢嗑药胜于其他活动。当然，也有时候是因为滥药严重影响了他们参与这些活动的能力。

在人际关系方面，孩子可能突然更换朋友，而且遮遮掩掩，不愿对父母提及，既不想让父母见他们，也拒绝邀请他们到家里做客。

在家里，孩子变得很情绪化，

易怒；可能不怎么在乎自己的外表，行为上有点神秘兮兮的。他们独处的时间增多，比如去地下室待着，锁上门，叫很久都不回应等。当问他们一些无关紧要的问题时，他们可能会显得敌对和戒备。

一位家长告诉我，有一个征兆让他们肯定孩子在吸毒：他们钱包里的钱少了，或者值钱的东西不见了——很可能这些东西已经被变卖用来买毒品。

最后一点是睡眠习惯的突然改变。即使有足够的睡眠，看起来还是疲态尽现，这特别可能是用了镇定剂一类药物的缘故。

自伤和滥药是家长最担忧的问题。了解了这些迹象，你就可以想办法来处理和应对。即使没有这两个问题，孩子的行为如果突然发生变化，也往往警示有事情发生。如何向孩子表达担忧，也是很多家长为难的事。

如果你不理解另一个人的观点，就几乎不可能知道他或她是个什么样的人。如果你知道一个人是素食主义者，那就很容易理解他为什么不吃肉，以及他或她为什么拒绝你在早餐煮的培根。认可并不意味着你认同素食主义，不意味着你接受这一种生活方式，也不意味着另一个人是好人或坏人。你只是承认他不是肉食者。

以情绪为例。你的患有 BPD 的女儿因和她吸毒的男朋友分手而心烦意乱，你却可能因此而欣喜。你不明白她看上了他什么，也不明白她为什么生气。但认可是指你承认她的伤心，承认分手对她来说是痛苦的，即使你不明白为什么。

为什么认可那么重要？

认可意味着接纳。当孩子们感到被接纳时，他们觉得被理解，这对他们有安抚的作用。前面的例子中，如果你告诉女儿"没有什么可难过的，你的前男友是一个一无是处的吸毒者"，却没有认识到她是爱他的，并且因为失去他而痛苦，这将导致她的情绪进一步不安，并在你试图接近她时，把她推得更远。认可传递了这个信息：你承认孩子正在经历的事情对她来说是真实的，尽管对你来说这无关紧要。

尽管大多数人没有意识到，认可实际上是很早就有的互动。家长安慰刚从自行车上摔下来的孩子，就是认可。家长说："我们看到你受伤了，你的感受是有理由的。"——这似乎微不足道又显而易见，但许多更复杂的感觉和情感，也同样可以用类似方式处理。当一个孩子感到被误解时——许多青少年 BPD 患者经常说他们被误解——就会觉得被孤立或格格不入，导致他害怕和悲伤，甚至做出更令人担忧的行为，如自伤和吸毒，以此来缓解自己的痛苦。

青少年需要自我认可，这样做有助于创造一种认同感——这是许多青少年 BPD 患者为之挣扎的问题。当青少年的价值观、思维模式和个人选择显现出来，他人就能更清楚地看到他们是独立的个体。

也许认可最重要的意义，是建立了有效的沟通渠道。家长不可能知道孩子正在做或感觉到的一切，即使家长看到的事情完全相同，他们注意到的东西、记住的细节也有所不同。总之，认可是理解他人观点的一种方式。对于青少年 BPD 患者，认可对他们来说是很重要的。

家长如何与孩子顺畅沟通

家长和孩子之间有效的沟通，对于克服青少年成长过程中的挑战是不可或缺的。无论对于正常成长的青少年，还是出现BPD症状的青少年，都是如此。旧的沟通方式必须改变，才能满足孩子的成长需求。多个研究已经表明，孩子的总体幸福感和家长与孩子之间的沟通密切相关。

顺畅沟通的第一步，是创造一种环境或预期，允许双方能自由自在、无拘无束地交流观点。所有家庭成员都可以自由地提出问题、忧虑、成功和失败的感受。每天设定一个家庭交流时间段，哪怕只有几分钟。工作日可以一起吃晚餐，周末可以开车去参加运动，或者在公园漫步，这些活动都为双方提供交流机会。久而久之，这样的交流就可以涉及比较敏感的青春期问题，例如性行为、人际关系及滥用药物和酒精。研究表明，与家长坦诚沟通的青少年，滥用药物的可能性会少很多。

让青少年知道他们的观点被承认和重视是重要的，这可以帮助青少年树立起自尊心，也帮助他们理解，人们会有各种各样的观点，有时也可以彼此相左——这就是"认可"这个概念的关键之处。

有效的沟通包含聆听和表达。带着好奇与兴趣去聆听是最有效的。家长如果不理解或者自认为不能理解孩子说的，就得要求孩子解释清楚，把问题说清楚有助于有效沟通。但是，许多青少年和家长发现沟通最终变成了"20个问题"的游戏，家长询问各种问题来获取信息，而孩子只是回答"也许吧""不""是""我不知道"，或者只是哼一声，双方都感到沮丧。想保持好奇就必须抛弃"必然"。家长很容易认为自己必然知道孩子为何这样做。但家长其实未必正确，要学着让自己不确定。

青少年常常因人们给他灌输建议而沮丧，甚至连治疗师也会掉入这个陷阱。通常，青少年想通过自己的努力来解决问题，或者只想知道有人在倾听他们。而时代的变化也会带来行为的变化，任何时代都如此。

例如，在20世纪初，儿童和青少年更倾向于遵守法则，穿校服，他们更多的是想"被看见而不是被聆听"。到了20世纪末，孩子们被鼓励表达自己，穿自己想穿的衣服上学，质疑权威。孩子们通常不喜欢听父母说"我们小时候是怎么样的"，所以很关键的一点是：尽可能不先入为主，努力去承认和理解这个时代的文化。动不动就评头论足，或者没有意识到自己总是惯于评判，通常会把青春期的孩子拒之千里之外，无法真正理解实际情况。

第四章

BPD 是如何形成的：
基因、生物和环境因素

如果我们拥有一定的认知框架，采用更强大的研究手段，可以发现：BPD 是由多种复杂因素造成的，包括基因构成、压力条件下的基因表现、环境因素（如家庭成员互动）、大脑成熟度、发育、心理结构、个人性情等。

我常常被问到，是否可以借助脑部扫描、验血或基因测试来诊断 BPD？答案是：目前还没有单一测试手段。但是，通过脑部扫描和其他一些测试，再结合可观察到的行为，可能有助于 BPD 的诊断。BPD 不太可能是由单一原因引起的，而是各种风险因素在脆弱个体身上累积的体现。

我将通过研究每一个风险因素来更清楚地阐述上述结论。多数被研究对象是成年人，但大部分病例涉及儿童或青少年时期的创伤或其他因素。

大脑结构与 BPD

> 我们收养 6 个月大的詹姆斯时，收养机构告诉我们他有颅骨骨折，但没有任何神经系统问题。现在他容易冲动和愤怒，并且喜欢操控别人。你认为他目前的问题有可能是脑损伤引起的吗？

这是一个 17 岁男孩 BPD 患者的父母想知道的问题。除非孩子有一个典型的成长过程，并在头部创伤后表现出行为变化，否则，婴儿期的头部损伤（如詹姆斯经历的）是否会导致行为变化，并没有一个简单的答案。不过，BPD 患者的行为和症状最终由大脑控制，所以对大脑解剖学有基本了解是必要的。

研究人员认为，BPD 行为问题源于大脑两个主要区域（额叶和边缘系统）以及一个网络系统（下丘脑—垂体—肾上腺轴）功能异常。我们将依次展开讨论。

一堂速成解剖课

大脑重约 3 磅，通过脑干与脊髓相连。脑干含有成束的神经细胞或神经元细胞。脑的最大部分叫作大脑。大脑外层称为大脑皮层，虽然只有几毫米厚（像苹果皮一样厚），但含有近千亿个神经细胞。大脑结构分为 4 个部分，分别是额叶、顶叶、颞叶和枕叶，每个部分负责处理不同的行为。

在大脑深处，颞叶之下，是海马体和杏仁体。海马体主要负责学习和各种形式的记忆，稍后我们将描述杏仁体的作用。颞叶本身负责处理听觉、声音和言语等功能。

大脑的后部是枕叶，它包含视觉皮层，来自眼睛的信号在这里被处理和呈现。我们将重点聚焦于 BPD 患者大脑中最受关注的两个区域：杏仁体和前额叶皮层。

额叶和外伤

额叶是大脑负责执行任务的部分，具体功能如下：

· 认识到当前行为所造成的后果

· 在好和坏的行为之间做出选择

· 提出互相对立的观点并权衡利弊

· 克服和压抑不被社会接受的反应

· 判断事物之间的相似和不同之处

关于 BPD 病因的一个理论是：如果一个人在童年时期受到创伤（身体、性或情感上），会导致大脑额叶部分受损，从而导致执行功能减退。因事故或外伤导致额叶部受损的人，经常表现出易怒、冲动和暴怒。

大脑边缘系统：记忆和情绪

边缘系统是大脑的一部分，通常被称为"情绪大脑"，它控制着我们的大部分情绪和动机，特别是那些与求生欲望有关的情绪和动机。它也是大脑分管"战斗或逃跑"反应的部分。

边缘系统的两个主要组成部分是海马体和杏仁体。杏仁体对情绪起着重要作用，诸如恐惧、愤怒和与性行为有关的情绪。杏仁体还参与记忆的形成，特别是与强烈情绪相关联的记忆。

17 岁的凯瑟琳患有 BPD，她是一个极度敏感的人。刚开始接受治疗时，她看起来很投入，很健谈，但每当她母亲参与治疗时，她就拒绝说话。在一对一治疗中，她表达了对母亲深深的爱，可是当她与母亲同处一个房间时，行为就令人困惑。母亲说，凯瑟琳 14 岁前，母女一直非常亲密。那时凯瑟琳的外祖母刚刚因癌症去世，她注意到凯瑟琳虽然和外祖母关系很好，但似乎能够平静面对外祖母的死亡。在治疗中，凯瑟琳努力在不自伤的情况下体验和忍受情绪问题。

一天，在治疗过程中，针对凯瑟琳母亲认为女儿的问题可以追溯到外祖母去世那段时间，我们询问凯瑟琳此前和母亲有多亲密，她表示关系一直很好。

"那后来发生了什么？"

"外祖母去世的时候，"凯瑟琳说，"我去找我妈妈，我给了她一个拥抱。我妈妈哭得很伤心，她哭着谈到她的母亲，她觉得一切都落空了，她失去了一切，没人可依靠。"她说，当她听到母亲说没人可依靠时，她感到从未有过的伤害，妈妈怎么会觉得无依无靠呢？她有女儿啊！妈妈怎么可以这么说呢？

后来，每当凯瑟琳看到妈妈哭，她就会想起妈妈说过自己无依无靠。这种记忆与强烈的、无法忍受的孤独和悲伤联系在一起，导致凯瑟琳用采取自伤的方式来缓解自己的痛苦。3 年多来她把记忆深埋心中，所有情绪都与这段痛苦有关，却从未告诉过母亲。当她最终鼓足勇气告诉母亲时，母亲崩溃了，哭着说："你忍受了这么久！你为什么不告诉我？我当然不会否定你在我心中的位置，你这么想真的让我很难过。"

14 岁的时候，凯瑟琳的杏仁体和海马体储存了关于母亲说过的话的记忆，这种记忆与受伤害、悲伤和痛苦联系在了一起。

影像学研究一致发现，相比未患 BPD 的人，BPD 患者脑部杏仁体活跃度高，特别是当他们有自杀念头时。因此，找到减缓杏仁体活跃度的方法，对于减少 BPD 患者持续的负面情绪至关重要。

相互作用

额叶和边缘系统通常保持着持续的联络。问题在于，在高度情绪化的状态下，控制决策的额叶会关闭，涉及情绪的边缘系统会接管工作。

这个机制对患有 BPD 或任何情绪出现问题的人不利。例如，BPD 患者感到极度焦虑和想要自我伤害时，几乎不可能做到停下来想一想，这种反复的自我伤害行为（比如割伤）的后果是什么。在 BPD 治疗中，识别和减少情绪激动状态的技术是必不可少的。通过使用这些技术，可以让青少年 BPD 患者花时间用他们的大脑额叶（理性）去思考，从而训练他们更好地处理冲突。

下丘脑—垂体—肾上腺轴

下丘脑—垂体—肾上腺轴是一组复杂的神经，在下丘脑（控制体温、饥渴感和身体节律）、垂体（分泌包括催产素在内的荷尔蒙，被认为可以增进母婴关系）以及肾上腺（通过分泌皮质醇和肾上腺素来调节压力）之间起作用。这3个器官之间的相互作用是通过神经递质和激素发生的，从而支配压力反应、调节母婴之间早期的依恋，以及控制情绪和性行为。

许多研究表明，这组神经网络在 BPD 患者身上不能正常运作，一些治疗就是针对这些异常展开的。例如，部分 BPD 患者遇到压力时，可以通过服用药物部分阻断肾上腺素的作用，从而减轻压力。

BPD 患者的大脑揭示了什么？

2006 年，德国弗赖堡大学的研究人员对所有已发表的关于神经影像学和 BPD 关系的论文进行了研究。他们注意到，神经影像学已成为研究 BPD 生物学原因的最重要工具之一。所有关于影像学的研究都发现 BPD 患者大脑的边缘系统和额叶异常。研究人员认为，这个发现与认为大脑这两个区域异常导致 BPD 症状的观点是一致的。

人们常问我，这样的脑部扫描或血液测试能否"证明"一个人患有 BPD？或者至少能像一位家长所说的那样，证明这个人的大脑"有问题"？简单的回答是：目前还没有单一的测试可用于 BPD 诊断。更具体说：研究人员正在研究各种类型的扫描影像信息，看他们是否能检测出 BPD 患者和非 BPD 患者之间的大脑差异。到目前为止，这些扫描证实了研究人员的假设：额叶和边缘系统是 BPD 发病的关键。

BPD 患者大脑有什么不同？

查尔斯是一个 16 岁的高中三年级学生，因为难以控制自己的愤怒前来接受治疗。他在课堂上的表现还不错，但和亲密的朋友一起和外出约会的时候，只要觉得事情不顺他意或者人家待他不公平，就会爆发。他承认，有几次他对朋友大喊大叫，还有一次在绝望的时候，对女友有身体攻击。他和许多青少年一样，都是因为对他人或自己的冲动或攻击行为，到我们这里寻求治疗的。

自伤、躯体暴力、攻击、毁坏财物、吸毒等行为属于冲动性攻击范畴，这是 BPD 研究的重点。1996 年，一项对施暴者和冲动放火者的研究发现，47% 的人被诊断为人格障碍，特别是边缘性和反社会人格障碍。另一项研究发现，有家暴行为的男性比无家暴行为的男性被诊断为 BPD 的可能性更高。

脑部扫描显示，有冲动性攻击行为的人前额叶皮层活动水平较低下，这意味着其大脑额叶不够活跃。大多数脑部扫描研究表明，与非 BPD 患者相比，BPD 患者的前额叶皮层功能异常，共病创伤后应激障碍的 BPD 患者尤为明显。正如我之前提到的，不够活跃的前额叶皮层意味着更难控制由杏仁体引发的情绪反应（比如愤怒）。

几乎所有的神经影像学研究都表明，BPD 患者的杏仁体和前额叶皮质有异常。至于究竟是这些异常引发 BPD，还是 BPD 导致这些异常，则有待于进一步研究。

生物学与环境因素

辩证行为疗法的理论依据是，BPD 的发生和持续是极度敏感的神经生物学系统与环境因素相互作用的结果。当 BPD 患者无法控制自己的情绪时，上述相互作用会更加复杂。生性过度敏感的生物学原因可能包括遗传、出生前母体内因素，以及发育早期遇到创伤（比如各种形式的虐待）等。

环境因素包括任何惩罚、伤害或脆弱性情感被忽略，统称不利环境。DBT 方案假设，BPD 发病起因是生物学因素和环境因素随着时间推移相互作用的结果，会遵循几种不同的模式。有时是环境因素起主导作用，有时是生物学因素作用更大。归根结底，BPD 的发病由这两大因素的相互作用造成，最终导致 BPD 患者在不利环境因素持续影响下，无法学习如何控制自己的情绪。

父母的角色

一位患有 BPD 的 17 岁女孩在堕胎后搬出了父母的家。她的母亲曾经告诉我："我很难过，我的家庭破裂了。我女儿已经好几个月没跟我和她爸爸说话了，爸爸对女儿待我的态度很生气。我的另外两个孩子也很生姐姐的气。我又累又沮丧，觉得自己无能为力了。我希望女儿快乐，想帮助她减轻痛苦。她小时候我辜负了她，现在她正在成年，我又辜负了她。我也很担心其他孩子会出现同样的状况。"

陷入"自责和互责"对青少年 BPD 患者及其家人都无益。当孩子患了 BPD，通常家长会受到来自四面八方的责备，很容易陷入"糟糕的父母"的争论中。其实大多数情况下，父母都尽了最大努力。应该清楚地认识到，BPD 发病有很多风险因素和潜在原因。

毫无疑问，父母在 BPD 的发展过程起一定作用，有时甚至至关重要。了解父母角色的作用，有助于我们认识各种风险因素，并关系到如何进一步帮助家庭改变其养育模式。

最近的一项研究发现，父母教养不当和孩子本身的创伤经历，可能会对青少年的情绪调节产生负面影响。研究人员发现，那些父母教养方式不恰当的孩子，很难表达自己的情感，而且抑郁程度较高。而母亲正面的教养方式有助于青少年的情感表达，即使遇到性虐待这类情况。

研究人员得出结论，孩子对其父母教养方式的感受，会明显影响孩子表达情感的能力。他们进一步发现，父母中某一方养育不够好时，另一方表现优秀也可以有效地保护孩子，以防止出现述情障碍（无法用语言表达情感或个人感受）。

性情与亲子关系

在心理学上，"性情"这一概念通常被认为是人格的一部分，它是内在的、天生的。例如，父母通常会描述他们的孩子的性格是如何不尽相同，而且这些差异早在孩子出生后的第一年就被发现了。

除了性情，许多研究和思考都是针对 BPD 成年患者童年时的依恋缺陷展开的。本质上，依恋是一种寻求与另一个人亲近并因这人在场而感到安全的倾向。随着时间的推移，正是这种情感的纽带，将一个人与另一个人绑在一起。本书特指的依恋是一个孩子与其母亲、父亲或其他早期养育者之间的纽带。

有关亲子关系的一个基本理论是：父母对婴儿的需求做出敏感而准确的反应，会让婴儿产生安全的依恋，缺乏这种敏感反应则会导致不安全的依恋。究竟是父母与孩子之间糟糕的依恋关系导致BPD，还是大脑中某种连结中断会导致依恋障碍，仍有待观察。然而，研究发现，在BPD患者中几乎普遍存在依恋障碍。

亲子关系

母亲养育的质量已经被反复证明可以预示婴儿的安全感。父母对婴儿的敏感反应被认为是决定婴儿是否感到安全的最重要因素。研究还表明，孩子缺乏安全感与父母的负面性格特征有关。这负面性格特征包括思维僵化、非黑即白、缺乏同理心、将责任推卸给他人（特别是孩子），并且始终认为他们所做的一切都是为孩子着想。

研究表明，父母对孩子的同理心和敏感度，会使孩子更容易对他人产生同理心，而安全的依恋则使这一切变得更加容易。

依恋障碍可能对BPD的发病起重要作用，但是结合所有遗传学和神经学研究发现，高达87%因症状需要住院治疗的BPD患者，有过严重的被虐待和/或被忽视经历，其中81%的患者遭受过父母的直接虐待。创伤也是一个至关重要的因素，研究表明，儿童创伤影响额叶的功能，这点和BPD的病理学相吻合。无论如何，父母的养育方式是至关重要并值得深究的。

为什么早期依恋如此重要

哈佛医学院的卡伦·莱昂斯·路斯（Karlen Lyons Ruth）博士长期致力于研究婴儿和养育者之间的早期依恋如何影响其人格发展，她的研究包括早期依恋和养育质量与成人边缘性人格障碍症状之间的关系。

路斯强调了母子互动对于婴儿情绪调节能力的重要性。她认为"依恋—探索平衡"的破坏会干扰孩子认知和社交技能的发展。"依恋—探索平衡"的含义是：如果婴儿想全情投入地探索其周围环境，他必须确信如果遇到危险，母亲会在那里。一个不能确信的孩子，会把注意力放在与母亲的依恋关系上，而不是探索其周围的环境。如果他遇到外在威胁，"母亲可能不在那里"的恐惧，与BPD患者后来出现的"被遗弃恐惧"是有关联的。

1991年，路斯和她的同事做的一些研究表明，来自母亲和家庭的危险因素，如虐待、父母压力和母亲的抑郁症状，基本上会导致孩子难以与养育者建立安全的依恋关系。

此外，2004年，对13项有关BPD患者依恋研究的回顾一致认为，BPD与不安全依恋有很强的相关性。BPD患者最具特征的依恋类型包括未解决型（unresolved）、焦虑型（preoccupied）和恐惧型（fearful）。该回顾还显示，每一种依恋类型中，患者都表现出对亲密关系的渴望和对依赖与排斥的担心；成年BPD患者在幼年时的不安全依恋与后来出现的糟糕人际关系是有关联的。他们还得出结论，有不安全依恋的人容易患上 BPD。

基因与遗传

许多父母认为自己应该对孩子的边缘性人格障碍负责，他们不是在养育方式上做错了什么，就是遗传了不好的基因给孩子。此外，很少有养父母会比较早地意识到，被收养的孩子有可能出现严重的行为和个性问题。所以当这样的问题显现出来时，他们常常感到内疚、自责。

BPD 患者的症状，如不适当的愤怒、情绪波动、偏执或解离、冲动和紧张、不稳定的关系等，在其亲属中也更为常见（相比于其他人格障碍患者亲属）。在 BPD 患者的一级亲属（即父母、兄弟姐妹和后代）中，姑且不谈是否患 BPD，其 BPD 相关性格特征也更普遍。

对 BPD 患者的家庭和双胞胎研究表明，虽然 BPD 本身可能不会遗传，但一些行为，如冲动、自杀倾向、情绪不稳定和攻击性，似乎是会遗传的。例如，许多患者父母认为他们自己像小孩一样情绪化，但不至于像他们的孩子那么喜怒无常。一些父母承认他们有自杀的想法，但从来没有付诸行动。

鉴于 BPD 患者行为的惊人多样化，这种疾病的根本病因可能涉及多个基因。尽管研究并没有发现某一个基因会导致 BPD，但确实发现基因的差异与某些行为密切相关。这些基因的差异性，加上大脑结构和环境对个体的影响，才是 BPD 的综合成因。

基因与行为表现

一项关于 BPD 与遗传学关系的大型研究，观察了 92 对同卵双胞胎和 129 对非同卵双胞胎。同卵双胞胎拥有相同的基因和环境，非同卵双胞胎拥有相同的环境，但基因不同。研究人员发现，BPD 患者的症状 69% 归因于基因，另外 31% 归因于环境因素。大多数研究者认为，BPD 发病大约 60% 是遗传性原因，40% 是环境原因。

麦克莱恩医院的医学博士约翰·冈德森和他的研究伙伴曾发起一项大规模的研究，专注于 BPD 的遗传学起因。研究团队根据 BPD 患者出现的主要问题把他们分为 3 组。第一组有明显的情绪波动，第二组有自伤等行为，第三组有人际关系问题如交往障碍。研究人员正在研究不同类型的患者是否有其独特的基因构成。这项研究希望能提供一些结果，帮助我们进一步对 BPD 分类，并为将来的 BPD 研究开发一个基因库（DNA 的收集和储存地）。

另一项关于 BPD 的研究发现，一种基因变异会影响多巴胺的功能。多巴胺是大脑中调节运动、情绪、动机和愉悦感的化学物质。有这种基因异常的 BPD 患者往往比没有这种基因异常的患者更容易抑郁。

引起 BPD 的其他因素

如果仅仅是亲子关系问题或血清素水平低造成 BPD 发病，那么一些育儿课程和一种促进血清素的药物就足以应付了。但其实不然，生活中的许多其他事件也会影响 BPD 的发病，包括酒精滥用、创伤、虐待和性虐待。

酒精滥用

2005 年，道恩·撒切尔（Dawn Thatcher）博士和他的同事进行了一项研究，将青少年饮酒和其他青少年性格特征作为成人 BPD 症状的预测因子。研究人员招募了 355 名有酗酒史和 169 名没有酗酒史的青少年；6 年后，他们监测了其中已经进入成年早期的 BPD 患者，发现酗酒以及有其他精神障碍的青少年，比没有酗酒但有其他精神障碍的青少年更容易患 BPD。

创伤、虐待和性虐待

许多研究表明，大多数人格障碍患者都有创伤、被虐待的病史，BPD 患者尤甚。而且，BPD 患者和在儿童及青少年期有身体受虐史的成年人患创伤后应激障碍的可能性，是没有 BPD 或受虐史的成年人的两倍。

治疗 BPD 的临床医生经常关注患者儿童期受虐史，一旦发现，就以此作为 BPD 患者的病因。这一假设在 BPD 文献中得到了有力的支持。这表明大多数 BPD 患者都遭受过情感、身体和性虐待。研究表明，高达 75% 的 BPD 患者曾遭受过性虐待，意识到这一点是很重要的。然而，也有相当一部分患者儿童期没有遭受过性虐待。冈德森指出，不是所有的 BPD 都必定有性虐待史，性虐待也不足以单独导致 BPD。

研究还发现，来自父母的性虐待与孩子的自杀行为有显著关联，父母的性虐待和情感忽视都与孩子的自伤行为显著相关。以下4个与虐待相关的危险因素，是 BPD 诊断的重要预测因子：

· 女性

· 来自男性非养育者的性虐待

· 情感上被男性养育者否认

· 被女性养育者不一致对待

在遭受过性虐待的 BPD 患者中，超过 50% 的人反映，他们在儿童和青少年时期至少每周被性虐待一次，跨度至少一年。施虐者是父母或患者熟悉的人，更有甚者，被两个或两个以上的罪犯性虐待。超过 50% 的人还报告说，他们受到的性虐待至少涉及一种形式的身体侵入并遭受武力或暴力。有理由相信，儿童被性虐待的严重程度与 BPD 总体上的严重程度和整体状态显著相关。

儿童精神障碍

几乎所有在麦克莱恩医院就诊的青少年都被诊断出患有其他精神障碍，如焦虑、抑郁、双相情感障碍、创伤后应激障碍、注意力缺陷障碍等。儿童期精神障碍，如注意力缺陷障碍、注意力缺陷多动障碍或双相情感障碍，可能会增加长大后出现人格障碍的风险。这些情况会以各种形式发生。

第一，精神障碍本身可以直接影响人格发展。例如，一个抑郁的孩子可能会觉得自己一文不值，随着时间的推移，这种信念可能会成为自己的核心信念。

第二，症状和行为可能导致他人的反应，从而影响人格发展。

例如，一个多动症的孩子可能会受到父母的体罚或虐待，或者受到不同形式的对待，有时会受到惩罚，有时被漠视。

第三，儿童期精神障碍可能只是人格障碍的早期表现。

澳大利亚精神病学家、医学博士约瑟夫·雷伊（Joseph Rey），是青少年期人格发展最著名的研究者之一，多年来开展了各种研究。他的研究小组发现，40%在青少年期被诊断为"破坏性障碍"（如 ADHD）的患者后来被诊断为人格障碍。相比之下，只有12%患有情绪障碍如抑郁症的患者，会发展成人格障碍。他继续跟踪这组孩子到成年，发现人格障碍会伴随功能障碍，包括触犯法律问题、不良的工作记录、过早同居、社会孤立和人际关系问题。

另一项研究发现，青春期有情绪、焦虑和药物滥用障碍的人，人格障碍的发生率是没有这些问题的人的两倍多；而且，一个人被诊断出有轴 I 类精神疾病越多，他或她就越有可能发展成人格障碍。

网络危险

互联网显然给社会带来了难以置信的好处，但也隐藏着许多危险，青少年 BPD 患者尤其脆弱。网上的性爱狂魔、有关毒品和自杀方法的信息、彼此不知背景的友谊、速成的同伴群以及迅速传播的匿名欺凌等，构成数不胜数的网络危险。

例如，2014 年的一项研究表明，与传统的欺凌相比，网络欺凌与儿童和青少年的自杀想法有更密切的关联。如今，网络欺凌可以在许多平台发生，包括博客、社交网站、在线游戏和短信。经历过网络欺凌的儿童和青少年的比例因年龄段的不同而有差异，从10%到40%不等。

在2006年4月，美国心理学会发表了一系列文章，题目是"儿童、青少年和互联网"。APA指出，"在美国，75%到90%的青少年使用互联网收发电子邮件、发送即时消息、访问聊天室和浏览其他网站。在网络上花费大量时间对年轻人既有负面影响，也有正面影响，例如，有的人交流自伤办法，而有的人分享提高学习成绩和健康意识的经验。"

另一项研究发现，社交媒体的使用拓宽了青少年的人际关系。这项研究还发现，青少年接收到有关其个人现状的反馈的频率和语调影响了他们的自尊。正反馈能增强青少年的自信心和幸福感，而负反馈则相反。

对于感到被边缘化的青少年来说，互联网可能尤为重要。它提供了一个他们认为风险很低的平台，既可以在网上找到各种差异化的人群（感知上的和真实的），也可以互相交流本来难以面对面分享的信息。此外，在互联网里可以匿名存在，青少年可以隐藏在假身份背后。研究表明，加入网上论坛的主要目的是寻求社会支持和摆脱孤立感。

不幸的是，有心理问题的青少年比没有心理问题的青少年更容易在网上与陌生人分享个人信息。例如，研究表明，浏览关于自伤的留言板和论坛的大多数是12至20岁的女性，他们登录后会询问和分享有关自割与其他自伤行为的信息。这些渠道的确为孤僻的青少年提供了社会和情感支持，但也为自割、其他自伤和潜在致命的"解决问题"方式等行为正名。以下这则消息匿名发布在互联网论坛上：

> 谢谢大家！每当我发疯的时候我就会登录，连我的朋友都不明白，很高兴和你们中的一些人聊天，这有助于我理解你们所经历的一切并成为你们中的一分子。被诊断为 BPD 是一件可怕的事情，我确实大多数时间感到孤独。有人说割伤比较好，但我不这么做，我灼烧自己。我大部分时间感到空虚，但灼烧有时能帮助我。我不断进出医院和急诊室，我已经和大多数家人和朋友绝交了，我真的很想找一些人分享我的诊断，我很快就回来。

在《虚拟前沿：互联网与青少年自伤》一文中，研究人员研究了互联网留言板以自伤为主题的社群。他们留意到，1998 年有一个近百名成员的自伤留言板，等到 2005 年，则共有 168 个自残留言板，成员达到 1 万人。留言板是匿名的，但人们在这里可以得到别人的理解。

这种沉迷于网络或电子设备的生活方式，会让情感脆弱的孩子出现什么问题？当他们遇到困难，他们会求助于谁？对他们而言，在线论坛是朋友和家人的替代品。大部分网友对寻求帮助的人的情况并不了解，或不明其痛苦，恰恰 BPD 患者最担心的就是被遗弃。

例如，当你在线时，一旦谈话变得过于激烈，你可以轻而易举地退出。如果 BPD 患者正在寻求帮助，而在线另一端的网友突然退出，就可能会引发被遗弃的恐惧。一个 16 岁的女孩告诉我，每当她在一个在线论坛上告诉一个支持她的同伴，正在考虑割脉自杀时，如果对方根本不回应或者直接断开连接，她就会觉得被一个不认识的人抛弃了。她说："我在网上被甩了。"

诚然，互联网确实提供了益处，从理论上讲，网上论坛和博客可以成为社交技能较差的青少年匿名分享经验的地方，也便于青少年练习社交互动。研究人员发现，这种在线交流减少了青少年之间的社会孤立感，有助于他们与同龄人建立联系并探索自我。这有助于解释压力环境下互联网如何能成为青少年的虚拟同伴支持团体，在这里他们可以表达自己的感受，并交流有关减压方式的信息。

尽管如此，网络群体不仅为自伤和潜在的致命行为正名，还能起到推波助澜的作用，它们为自伤青少年提供了一个强有力的聚集平台。自伤并不是第一个通过媒体传播开的行为，20 世纪 80 年代，神经性厌食症被大众媒体曝光后不久就被广为传播。例如，2002 年，一项针对斐济女孩的研究显示，大众媒体报道后，进食障碍现象更普遍了，以越来越瘦的时装模特作为审美标准加剧了问题的严重性。

我们治疗的许多青少年谈到互联网如何为他们提供所需要的社区互助。一位女孩告诉我，在她发布了要自杀的消息后，另一个以赞助人自居的网友，说服她告诉母亲自己服用了过量的药片，她因此被救。但是，也有一些青少年说，如果他们没有在网上读到相关信息，就不会发生自伤行为。

除了将自伤作为一种应对技巧，许多在线讨论的其他话题也令人担忧，其中包括关于吸毒、性行为、暴饮暴食和合理化自杀行为。青少年讨论的另一个热门话题是对父母的失望，他们声称，父母不理解他们。

尽管越来越难以监测和限制互联网和社交媒体的内容和渠道，父母和养育者还必须知道，这些都是青少年有效的信息来源。一些在线资源是无价之宝，但另一些是有偏差的、误导的以及潜在致命的。无论是在治疗中还是与父母在一起，青少年都需要一个论坛，能够质疑他们在读什么或被告知什么。对父母来说，最重要的一项技能是保持好奇心，而不是做出判断，这是需要大量练习的。

BPD 涉及的文化和社会问题

你只需去任何一家杂货店的收银台就可以看到，这里贩卖的是一种宣传"虚假自我"的文化：封面模特瘦弱，美貌重于大脑，性生活随意。（当人们被迫遵从外在的期望，例如礼貌或看起来有吸引力；当这些期望可能与他们的真实身份以及他们通常的行为或感觉不一致时，虚假的自我就会出现。随着时间的推移，生活在一个永久的虚假自我状态中会变得极不健康，因为这个人失去了他或她的真实的自我感受。）

另一个令人担忧的问题是，我们的文化通常满足于及时行乐和快速解决问题，并且蔑视人们寻求长期帮助的想法。有这样的流行语："通过化学作用来更好地生活"，或者认为药丸可以让情况好起来。也许这在某些情况下是对的，但在其他情况却不管用。告诉BPD 患者有一个简单的答案或"振作起来"会使他们沮丧；更糟糕的是，这并不能解决他们的问题。

当代生活对 BPD 推波助澜的另一个原因，是学生为了出人头地而参与竞争所受到的压力和负担（来自自己、家长和高等院校）。许多诊所报告，据他们观察，压力导致的自伤行为逐年明显增加。2011 年，一项关于这个问题的大型研究发现，在受调查的11529 名学生中，15.3% 有自伤史，6.8% 在过去一年内有自伤行为。大部分自伤者自伤不止一次，近半数自伤者的自伤行为超过6 次，初次自伤的平均年龄为 15.2 岁。

许多文化因素与家庭环境、个体生物学相结合，为 BPD 的发病创造了条件。

结论

BPD 这一疾病有多面性，其形成更是涉及诸多因素。大量研究展现了各种关联性和可能性。研究认为基因与冲动性攻击和情绪不稳定有关，BPD 患者和受虐者的大脑中显示神经递质水平异常，并揭示 BPD 患者的某些大脑区域可能受损或发育不良。其他的问题包括父母教养不当、依恋障碍、性虐待、不认可、药物滥用等，另外还有当代文化带来的压力。

因此，BPD 的病因不是单一因素，而是由环境和基因作用于发育中的大脑及其结构，以及化学物质等的累积效应共同造就的。令人沮丧的是，BPD 是经年累月长期发展形成的，通常也需要多年的治疗才能痊愈。令人鼓舞的是，可以从多个干预点去着手治疗，随着时间的推移，这些治疗措施会越来越完善。

第五章

关于 BPD 的迷思和误解

在本书的第 1 版中，我确定的主要目标是让公众意识到青少年也存在边缘性人格障碍。从那时起，接受这种诊断的人数迅速增加，也出现了一些专门讨论这个话题的会议，包括 2012 年的纽约会议、2013 年的洛杉矶会议。这些会议由美国国家边缘性人格障碍教育联盟（NEABPD）主办，出席人数众多。

尽管越来越多的人接受了这个观点，但我参加过的讲座和会议上收到的提问表明，仍存在许多迷思和误解需要加以澄清。在网络、在线论坛和博客上也有许多错误信息。本章致力于澄清旧观念，并强调一下关于这些不同议题的研究重点。

在临床医生和患者家属中反复出现的主要迷思和误解，以下 12 个最为典型：

1. BPD 不会发生在 18 岁以下的孩子身上；

2. BPD 青少年有操纵欲并着力寻求关注；

3. BPD 是一种罕见的疾病；

4. BPD 是一种双相情感障碍；

5. 糟糕的父母导致 BPD；

6. 青少年 BPD 患者不懂得如何去爱；

7. BPD 只影响女性；

8. BPD 有高功能和低功能两种形式；

9. 青少年 BPD 患者很难相处；

10. 青少年 BPD 患者并不想自杀；

11. 目前还没有治疗 BPD 的方法，青少年 BPD 患者也无法治愈；

12. BPD 是由创伤引起的。

1. BPD 不会发生在 18 岁以下的孩子身上。

以下是来自玛吉母亲的邮件，她有两个孩子，16 岁的玛吉是老大。这位焦虑的母亲写道：

她 6 岁的时候，我们就开始寻求心理健康帮助。那时她就很情绪化、乱发脾气。她 6 岁时被诊断为多动症，9 岁时被诊断为抑郁症和焦虑症，10 岁被诊断为违抗性障碍，13 岁被诊断为双相情感障碍。药典上每一种药物，甚至一些顺势疗法药物，她都试过，但没有一个有效。最终我们停掉了所有的药，但我又很自责。现在她超重 40 磅，比之前任何时候都更痛苦。

关于她更详细的描述如下：她非常敏感，会无缘无故大发雷霆。她总是感到很无聊，这给她带来了很多痛苦。有时她难受，会暴饮暴食，这样好像能平静一些。她非常渴望被关注，渴望爱和亲情。她和很多人一样，也能很快交到朋友，但她有很多过分的要求，凡事只为自己着想，又把所有人都推开。她很爱她的姨妈，可是前一分钟把她想得特别好，后一分钟又把她推开，对她大喊大叫。

我不知所措！她正在接受心理治疗，她和她的治疗师关系很好，从不在治疗师面前乱来，所以她的治疗师对她不会有太大的疑惑。根据我的知识，我认为她真的是 BPD，但她的治疗师说，她 18 岁前不可能是 BPD。真的要等那么久才能给她作诊断吗？她必须忍耐那么长时间才能得到正确的治疗？

在我和许多父母的交流中，这封电子邮件很有代表性。青少年就不能被诊断为 BPD 吗？这是不正确的。新版 DSM-5 手册并没有禁止 BPD 诊断，甚至 DSM-4 也明确规定，BPD 可以在 18 岁前确诊，前提是症状出现并持续至少一年。年龄界限是一个错误的障碍。难道一个人 17 岁 364 天时不是 BPD，而在他或她满 18 岁的那天就是 BPD 了？这是不合理的！

总而言之，我们在麦克莱恩医院以及世界各地其他同行正在做的研究表明：边缘性人格障碍是从青春期持续到成年期的。

2. BPD 青少年有操纵欲并着力寻求关注。

卡罗琳只有 15 岁，她的父母禁止她去见男朋友，因为他会给她介绍可卡因。双方父母达成一致意见，两个孩子不能见面，并由双方父母监督、执行。此外，他们也不能互发电子邮件、短信或打电话。

一天晚上，卡罗琳问妈妈，她可否去看一个朋友，在她家做作业。卡罗琳的妈妈询问了这位朋友的妈妈，对方保证不会有事，于是妈妈把她送到朋友家，约定几个小时后去接她。但就在这段时间，卡罗琳的男朋友来到她朋友家，并和她一起吸食可卡因。卡罗琳利用她的朋友组织了这次约会，并利用她的母亲把她送去和男朋友约会。卡罗琳还狡辩说，她妈妈从没有说过不可以在别人家里见男朋友。

"她操纵欲太强了。"她的母亲说。

这样的断言几乎针对所有在我们这里治疗的 BPD 患者，既是评判也是责备，无须进一步解释。许多 BPD 青少年患者的父母和兄弟姐妹说，他们最终感到不断被操纵，因此给他或她贴上了"操纵者"的标签。

一位父亲告诉我，他 14 岁的女儿"就像快 20 岁一样"。

男孩子们总是被她吸引，她只要看他们一眼，他们就会跑过来。她可以让他们做任何事，尤其是大一点的男孩，比如开车送她去想去的地方，或者帮她做家庭作业。她让他们彼此竞争，认为自己就是她属意的人。最终男孩们会泄气，她便会转向其他男孩。她很容易操纵他们。

认为 BPD 患者有操纵欲的观点非常普遍，因此花时间研究是必要的。韦氏大学词典（第 11 版）中关于"操纵"的定义如下："用巧妙的、不公平的或阴险的手段控制或利用，尤其在对自己有利时；用手或借助机械方法处理或操作，尤指用一种技巧。"

一般来说，当 BPD 患者被指责"操纵欲强"时，就意味着这个人能利用自己的精明、狡猾和狡诈，让他人付出代价来得到自己想要的东西。操纵的概念还包括巧妙地利用环境去适应和改变，以求得生存。比如婴儿知道哭会得到喂养和拥抱；或者一个小女孩知道，当她向爸爸甜甜微笑时，爸爸会给她买想要的玩具；又或者一个男孩意识到如果他学会了滑板，他会更容易被一群朋友接受。这些都是运用技巧（不管有意识还是无意识）了解环境、适应环境以满足自身需求的例子。

事实是，我们为了自己的幸福，都在不断地操纵着他人和我们的环境。在很多情况下，比如前述的例子，这些操纵是互惠互利的，也不会让别人觉得被利用。

但具体到边缘性人格障碍，操纵的概念具有邪恶的内涵。在很大程度上，很多人认为，青少年 BPD 患者和他们的父母之间交易的结果，都是有利于青少年的；此外，经过一轮反思，家长们常常觉得他们不应该"屈服"，觉得他们被骗了。

操纵和 BPD

玛莎·莱恩汉博士——辩证行为疗法的开发者——常常说，她不喜欢"操纵"这个词被普遍用于 BPD 患者。她指出，"操纵"意味着善于管理他人，而事实恰恰相反。

我个人认为玛莎的观点是深思熟虑的。即使在临床实践早期，我也认可她的核心看法，我同意操纵包含更险恶或"恶意"的含义。

治疗师、父母或其他人可能会觉得他们被青少年操纵，这一事实并不一定意味着这是出于青少年的本意。更有可能的是，青少年没有技能去更有效地处理面对的问题，通常他们的"操纵"行为，是在孤独、绝望、害怕被抛弃和无望驱动下的冲动行为，并非恶意。这是一种试图让他人照顾自己但最终无效的尝试，也许最初可能得逞，长期下来会让照顾者精疲力尽。

例如，詹姆斯是一个16岁男孩，他的父母分居了，他因为有自杀的想法而被送到我们这里。他说自杀是因为极度孤独，他与父母的关系对他有很深的影响。他告诉我们，父母之间的关系是公平的，但他们的分离让他记忆犹新，如果一方和别人约会，另一方会受到影响。詹姆斯喜欢新衣服，他的父母同意每月给他钱买衣服。每当他觉得父母没给他买想要的东西时，他就会说："嗯，爸爸的新女朋友前几天给我买了这件衬衫。"这会让他的母亲很不高兴，尽管有协议在先，母亲还是会冲动地给他买他想要的东西，因为她想证明自己比前夫的新女友更有爱心。

詹姆斯的母亲意识到给他买衣服是错的；詹姆斯的父亲说詹姆斯只是在操纵她。实际情况是，在过去某个时候，詹姆斯说了一些关于他父亲的女朋友的话，母亲很不高兴，给他买了衣服。不管是否意识到，詹姆斯把谈论父亲的女朋友和引起母亲的不安从而给他买东西联系起来，他的行为（谈论他父亲的女朋友）得到了回报（母亲给他买了衣服）。指出这种行为模式并教给家长关于学习的理论（我们稍后会更详细讨论），对于家长改变自己的行为模式有帮助。当詹姆斯的父亲邀请自己的女朋友来家里做客时，他会变得更谨慎些；而当詹姆斯提到他父亲的女朋友时，他的母亲要学会不去回应。

关键是詹姆斯要学会如何满足自己的愿望。他爱他的母亲，他并没有这样想："我谈论爸爸的女朋友时，妈妈会不高兴；所以我要谈论她，我就会得到我想要的，即使妈妈很生气。"

然而，许多父母认为，他们的孩子利用父母自身的弱点，以预谋的方式精确地计算自己怎么做。对父母来说，更糟糕的是，他们的孩子在公共场合威胁要发脾气，父母往往会屈服。这一切都是在教孩子们：他们可以通过某种方式——表现或威胁——来达到自己的目的。

一位母亲告诉我："我的女儿到 14 岁时，变得越来越令人难以忍受。如果她有要求得不到满足，就会发怒、打人、吐唾沫、扔东西。为了自卫，也为了不让她伤到自己，我会抱着她，直到她安静下来。后来我太害怕了，我会离开家，听着盘子碎裂的声音。但过不了多久，大概 15 分钟，她就会走出来，高高兴兴的样子，好像什么事也没有发生过。有时她看到我在颤抖、哭泣，她会说她很抱歉。有时我会屈从于她，即使我认为这是不对的，因为我很怕她发脾气。我总感觉自己被她操纵了。"

从我的角度来看，这位青少年 BPD 患者情绪失控时表现出的行为失当，是谈不上"操控技能"的。她对自己和对母亲的意识是不清醒的，她不可能有操控意图。在这个案例中，很明显，母亲被她的孩子吓坏了；孩子需要住院，母亲也需要接受治疗。

关于操控，一位聪明的青少年对我解释："我父母认为我很会摆布人，但我没有意识到。他们告诉我，他们觉得被我操纵了，其实我没花时间思考如何对付他们。我所做的一切，都是为了生存，为了有归属感，为了被倾听。我的行为并不是事先计划好的，我不想让人家来恨我，这挺荒谬的。"

"情感勒索"一词有时被用来代替"操纵"，也暗示着某种狡诈的、有预谋的意图。这对某些人来说可能是真的，但那些看似"勒索"他人的 BPD 患者，通常只是因为恐惧、孤独、绝望而产生冲动行为，很少是恶意的。他们最想要的是被理解。

操纵：父母能做什么

父母显然不喜欢被操纵，但不管青少年的操纵行为如何定义——是主动、有意识、不惜任何代价达到自身目的的行为，或是一种适应性行为——这都是他或她所知唯一行之有效的处事方式。

控制欲强的青少年需要获得机会，去认识他或她试图通过控制想实现却未得到满足的需求。一旦这些需求被确定，接下来的关键就是探索用比较友善的替代方式来得到满足。

当我问这些父母，为什么他们的孩子喜欢操纵，或操纵的目的是什么？答案可以归纳为以下几个方面：

- 这孩子想被每个人喜欢，所以他会做他认为会让另一个人喜欢他的事情。
- 这个少年害怕与人建立亲密关系后被抛弃，所以试图操控局面，让人无法接近自己。
- 这孩子只是想让人们感到内疚。他／她以为让人们为他／她难过，人们就会同情和照顾他／她。
- 一些家长觉得，孩子利用父母在如何管教子女上的分歧得到好处，结果造成父母互相对立。他们描述的孩子的操纵行为包括拍马屁、抱怨、乞求或者非常殷切的请求等。
- 家长们有时会觉得这种操纵行为是寻求报复的手段，而青少年 BPD 患者通过让人们互相争斗来达到目的。

一般来说，没有即时有效的方法来阻止我们不喜欢的行为，但重要的是不要以屈服来奖励这种行为，否则操纵者看到他们的行为有所回报，就会继续这种行为。

另一方面，父母需要考虑他们的教育方式。一些家长说"不"只是为了控制孩子，而缺乏对实际问题的全面沟通。这种情况通常在父母精疲力尽或不知所措时出现，但有时父母也确实没别的办法。

比如，允许用对话来解释一个决定，这就为如何处理问题立了规矩。这样也让孩子们知道，即使他们没有得到想要的，他们也有权力在讨论中发言。

另一种方法是让父母解释如何看待孩子的操纵行为。例如，如果青春期的孩子说："珍的妈妈是世界上最好的妈妈，她同意她女儿熬夜到午夜，还可以和男孩一起过夜。"这样也许会让父母嫉妒另一位母亲，或者也想成为世界上最好的母亲。不过，长远来说，父母更有效的做法是：告诉孩子可以提出自己的要求，无论这个要求会不会被满足。

如果这个孩子说上述几句话的目的，是让父母感到内疚或羞愧，迫使父母允许他熬夜或在外过夜，那么家长就应该明确指出，他们不会被操纵，孩子的这个想法是不会得逞的。

如果父母感到被操纵，他们应该问孩子，他或她到底想要的是什么？这样的表述也许是有益的，比如："诚实需要勇气，这有助于我们信任你，反之，隐瞒或者欺骗会失去我们的信任。"一旦孩子有勇气诚实地表达，父母就要给予奖励。这不一定意味着要屈从于孩子的要求，而是要奖励孩子的诚实，并承诺继续努力了解孩子真正的需求。

另一种情况是，当青少年向一位家长要求已经被另一位家长否决的事，以下表述可以最大限度地杜绝孩子的操控行为，比如："那是你和你妈妈（或爸爸）的事，别把我扯进来。"如果父母其中一位设定了一条家规，而孩子对此提出挑战，说另一位家长已经允许了某种行为，这位家长可以告诉孩子：在与另一位家长澄清之前，现行家规继续生效——这就可以明确减少被操纵的可能。

父母一般不应该在青春期孩子面前，就家规或抚养问题表现出分歧或者争论。他们不应该以任何方式破坏另一方的权威。如果父母发生争执，孩子们会知道哪一位家长和自己是"同一阵线"，会不断地让这位家长满足他们的需求。"和蔼可亲"的父母可能会陷入这样的境地：孩子要求做一些高风险的活动，如果自己不知道说"不"，最终会感觉被操纵了。因此，父母双方组成一个细心、体贴的统一体，有助于减少操纵行为。

3. BPD 是一种罕见的疾病。

BPD 并不是一种罕见的疾病。许多人都听说过精神分裂症，仅在美国就有 200 多万人患有精神分裂症，但 BPD 的发生率是这个数字的 7 倍多。根据 2008 年《临床精神病学杂志》的一项研究，估计美国的 BPD 患者超过 1400 万，它比精神分裂症和双相情感障碍更常见。据估计，11% 的精神科门诊病人、20% 的精神科住院病人和 6% 的初级精神健康中心就诊者都患有 BPD。2012 年的一项研究表明，青少年 BPD 发病率更高——22% 的青少年门诊患者患有 BPD，26% 的青少年住院患者患有 BPD。

4. BPD 是一种双相情感障碍。

很多青少年被转介到我们病房时，通常被诊断为双相情感障碍，多为非特定双相情感障碍。NOS 是一种不属于其他类别的情绪障碍，其特征是在躁狂和抑郁之间快速摆动。

双相情感障碍和 BPD 一样，会发生在青少年身上，但两者是截然不同的两种疾病，主要相似之处是情绪状态的变化。混淆两者会导致严重的误诊和错误的治疗。许多青少年 BPD 患者被误诊为双相情感障碍，从而给予强力药物治疗以减少情绪波动。但他们的情绪波动与双相情感障碍患者是不同的，所以药物根本不起作用。如果有一定疗效，那是因为这部分患者共病双相情感障碍，而不是 BPD 本身得到了治疗。在此我必须强调，青少年 BPD 患者接受强效情绪稳定剂和抗精神药物治疗，通常既不必要也无法受益，反而会出现副作用，比如体重增加、肝功能和血脂变化等；同时药物也会导致明显的认知迟钝。

双相情感障碍是一种情绪障碍，其特点是躁狂和抑郁发作交替出现。躁狂是指一段时间内情绪高涨或明显烦躁，持续至少一周；抑郁主要症状是情绪低落，或者在日常活动中失去兴趣或乐趣，至少持续两周时间。

如你所知，躁狂和抑郁发作至少持续一周以上，而 BPD 患者情绪发作只持续几个小时，而且往往是高度反应性的，即常常被一种情境反应所触发，通常是人际冲突。相比之下，双相情感障碍患者情绪波动的触发因素，通常不是人际关系，而是压力、药物滥用、药物效用、季节性变化和睡眠不足等因素。虽然有些青少年患有双相情感障碍，有些患有 BPD，有些甚至两者共病，分清这两种疾病仍是非常重要的，目的是提供精准的治疗。

5. 糟糕的父母导致 BPD。

没有绝对数据表明父母糟糕的管教方式会导致 BPD，所以我要说几句公道话。父母常常因为孩子的各种问题受到指责，我不怀疑有某些个别案例，父母的不当行为会给孩子脆弱的状态雪上加霜。话虽如此，我遇到的绝大多数父母都是有爱心、很在乎孩子的人，他们只是不知所措。我认识的父母中，没有人会琢磨着如何把孩子变成 BPD 患者；大多数父母的烦心事够多了，他们没精力去把生活弄得更复杂。在缺乏任何研究数据或临床经验支持的情况下，不应再责怪父母导致孩子患 BPD。

6. 青少年 BPD 患者不懂得如何去爱。

青少年 BPD 患者很难控制自己的情绪，有时过于极端。和其他情感一样，爱的感受是复杂的。有时，BPD 患者宁愿麻木，或者完全回避爱的感受，因为如同其他情感一样，强烈的爱可能是痛苦的。

然而，BPD 患者确实有强烈的爱的感觉。比如，在许多情况下，我们看到养宠物是有疗效的，这可以将爱传递给另一种个体，而不需要介入复杂的人际关系。而且养宠物需要责任心，有时虽然很累，但对青少年 BPD 患者来说，发展和维持一段爱的关系是完全有可能的。

7.BPD 只影响女性。

这是完全错误的。关于边缘性人格障碍的早期研究发现，女性和男性的 BPD 患病率比例是 3:1。但最近的研究表明，男性和女性的分布大致相同，即 1:1。

存在这一误解的部分原因是对男性 BPD 研究极少。有一些理论试图解释研究之间的差异，比如有观点认为，临床医生对女性下诊断有微妙的性别偏见；还有一个解释是，BPD 研究通常是在精神病院进行的，由于更多女性患者有自伤行为，精神病院中有更多女性患者，这就造成了一个假象，似乎 BPD 患者中女性更多。

另一方面，男性 BPD 患者表现出的症状，通常是滥药或侵犯行为，他们会被送往治疗中心或惩教中心，这些地方不太可能会诊断 BPD。可以肯定的是，寻求治疗的女性 BPD 患者多于男性。也许未来的研究可能显示，男女 BPD 患者数量大体均等，但本书中，你会发现更多病例是女孩。不过我希望读者不要把这些案例视为针对某种性别，而是对所有 BPD 患者所面临困境的阐述。

8. BPD 有高功能和低功能两种形式。

首先我要说明，这种想法是没有依据的，既无支持性研究，也无严肃临床医生的认可。可悲的是，有很多人用"低功能"来表述 BPD，这是不友好的。例如，"火车失事、贫困、高要求、徒劳无功、自杀、自我毁灭、操纵他人"这些词，就经常和"低功能"出现在同一个句子里。

此外，"高功能"的 BPD 患者通常被认为更能管理自己的生活，比其他人更有礼貌、更有效率、更有能力、更"正常"等。所有这些标签都是对 BPD 患者的错误描述。BPD 患者和其他人一样，既有好的时候，也有差的时候；以此而论，每个人都有高功能、低功能。从另一个角度看，高功能和低功能适用于多种疾病，如哮喘、糖尿病、阿尔茨海默病等。相比于"高功能"这个概念，我更愿意用"有效功能"或"熟练功能"来表述。

当然，这并不是说 BPD 病情程度不需要分级。几乎所有医疗和精神健康状况都有轻重之分，症状越严重，治疗手段就应该更激进。问题是，BPD 患者管理生活的方式既可以是有技能的，也可以是无技能的，与"功能"相比，"技能"这个概念更实用，也更具描述性。而"高功能"或"低功能"的概念，既无法定义也无法衡量。

9. 青少年 BPD 患者很难相处。

经常有人对我说，他们为那些青少年 BPD 患者感到难过。我问他们为什么，他们会给出一个夸张的表情，显得我少见多怪。"那些孩子真叫人受不了，不是吗？他们总是愤怒攻击、操纵、威胁自杀、割伤自己……"的确，这些都是青少年 BPD 患者的一些行为方式，他们大多数挣扎在沮丧和自我厌恶中，难以自控，并竭力维持友谊。

不过，作为 4 个孩子的父亲，我觉得我自己的孩子有时也是难以忍受的；而且他们有时也觉得我让他们无法忍受。而我与青少年 BPD 患者交流时，大多数时候不仅觉得他们可以忍受，而且还十分迷人、令人愉快，并能引发思考。

10. 青少年 BPD 患者并不想自杀。

BPD 是所有精神障碍中最致命的疾病之一，如果不认真对待自杀问题，就会酿成悲剧。数据显示，高达 70%—90% 的 BPD 患者试图自杀，10% 的 BPD 患者会自杀身亡。那些认为 BPD 患者表现出自杀企图是想操纵他人或寻求关注的想法，即使不是危险的，也至少是极大的误导。任何有自杀倾向的青少年，无论是什么疾病，都需要医疗和心理干预的跟进。

11. 目前还没有治疗 BPD 的方法，青少年 BPD 患者也无法治愈。

与精神分裂症和双相情感障碍不同，药物对 BPD 患者没有帮助。尽管如此，仍然有很多疗法能帮到 BPD 患者，其中之一是我正在应用的辩证行为疗法。此外，还有许多疗法被证明是有效的，包括 STEPPS 疗法、心智化疗法（MBT）和认知行为疗法。我将在本书的后面章节阐述这些疗法。

BPD 患者确实可以好转。麦克莱恩医院的玛丽·扎纳里尼博士，近 20 年来追踪了 290 位 BPD 患者，发现 88% 的患者病情缓解超过 10 年（不再符合 BPD 诊断标准）；大约三分之一的 BPD 患者在两年内病情缓解。这意味着只有一小部分 BPD 患者（约 12%），符合该疾病诊断标准超过 10 年。

上述研究是在成年人群中进行的，接下来我们将对 BPD 青少年患者开展研究。据我的临床经验，其结果将比成人数据更为乐观。

12. BPD 是由创伤引起的。

我在麦克莱恩医院的同事约翰·冈德森博士经常说："创伤既不必定、也不足以造成 BPD。"我也经常被问到："童年性虐待、身体情感创伤或欺凌是否必然导致 BPD？"在我们的病房，有证据表明：30%—50% 的患者经历过某种类型的创伤；也至少有 50% 的青少年未经历过创伤，却仍然患上 BPD。

我们知道的是，如果青少年 BPD 患者经历过创伤而导致创伤后应激障碍，他们的 BPD 症状会更严重，需要的康复时间也更长。他们的 BPD 症状得到控制后，仍需要特殊的疗法如延长暴露疗法（PE），以治疗创伤后的残余症状。

很明显，在我们的工作中，用"辩证行为疗法 + 延长暴露疗法"治疗合并创伤的青少年 BPD 患者效果最好。即使虐待本身未引起 BPD，也肯定使 BPD 病情更加复杂。

一般来说，一位青少年 BPD 患者需要满足 5—9 个标准才能诊断。在我们病房，没有合并 PTSD 的青少年平均符合 6 项 BPD 标准，而共病 PTSD 的青少年平均符合 7 项 BPD 标准。

第六章

当孩子共病其他精神障碍

　　BPD 的共病，是指与 BPD 同时存在的精神障碍。研究发现，在患有 BPD 的人群中，共病现象很普遍，包括情绪障碍，如抑郁症和双相情感障碍、滥用药物等相关问题、进食障碍、创伤后应激障碍、焦虑、分离性身份识别障碍和注意力缺陷多动障碍等，这些会使 BPD 诊断和治疗复杂化。其中，抑郁和焦虑在 BPD 患者中尤为常见。此外，如果创伤后应激障碍与 BPD 同时出现，青少年患者想要在治疗中持续改善，就必须重视对创伤后应激障碍的处理。

　　不只是抑郁症和创伤后应激障碍使得 BPD 治疗过程复杂化，我们精神科住院部的许多 BPD 患儿在入院前，还有过多次失败的住院和治疗经历，而且未曾被诊断为 BPD。他们来到我们这里，大多背负着这样的诊断：抑郁症（因为他们曾经有自杀企图）、双相情感障碍（因为他们曾经愤怒与绝望交替发作）、焦虑、注意力缺陷多动障碍（他们很冲动）、创伤后应激障碍（他们曾经历过创伤和虐待）、药物滥用，等等。

与 BPD 并发的精神障碍

在 2004 年的一项研究中，研究人员观察了 16 岁以上的 BPD 患者并发其他精神障碍的情况。他们以 2 年、4 年和 6 年的时间段追踪这些患者，发现他们情绪障碍和焦虑障碍发病率很高。有的患者的 BPD 症状随着时间的流逝而缓解（即不再出现 BPD 症状），他们的其他精神疾病也有实质性的好转；但那些 BPD 症状未改善的患者，并发的精神疾病症状也持续存在。

值得注意的是，未滥用药物的患者，他们的 BPD 症状比滥用药物的患者更易缓解。而有持续滥药问题的青少年患者，康复的可能性比戒酒和停用非法药物的青少年患者要小得多。这一发现在临床上是讲得通的，因为滥用酒精或药物会带来一系列潜在风险，如抑郁加重、更加偏执冲动、人际关系恶化、学习困难加剧、治疗依从性降低、药物副作用增加等。鉴于滥药在很大程度上影响着 BPD 的临床治疗，我们有必要先探讨这一共病。

药物滥用

一位患 BPD 的孩子，住院治疗几个月，终于开始好转，与父母相处融洽，高中毕业后还找到了一份工作。但在她出院 6 个月后，她的母亲给我发了一封电子邮件请求帮助，当时 18 岁的她又陷入吸食大麻的破坏性生活模式中。这位母亲写道：

> 艾米大部分时间都不在家，她宁愿和她的朋友待几个晚

上。在家里，她大多数时间还是有礼貌的，不过表现得很疏离，也不主动和人说话，就像生活在一个隔离区里。她越来越蓬头垢面，我很担心她抑郁加剧。这个周末她又开始逃避，我们邀请她一起吃晚饭，她勉强参加了。我们问她很多问题，她只是用一个字敷衍，好像随时都会爆发。

曾经出过这么一件麻烦事：过去几个月她和我们共用一辆车，她开车时把底盘弄坏了，坏得挺严重（她不记得是在什么地点、什么时间弄坏的）。现在车子在修理厂，要维修好长一段时间。她没有道歉，看不出内疚，也不关心这辆车怎么修、什么时候能够修好。从这些事看，我怀疑她是否有能力安排一天后的事。这是她现在的生活常态。

一天，吃晚饭时，我们对她说，我们非常希望她住在家里，还特地表扬了她在过去6个月里取得的进步。我们想知道她在书店的工作结束后有什么打算。她现在每小时只赚8.5美元，但仍想搬出去住，还想买辆车。结果，她摆出拒绝交谈、不关我们事的样子，这态度和她往常一样。她父亲一直努力用各种不同的方法和她沟通，我们保持冷静，对她尽量包容。但这种状态持续得越久，她就越艰难。

我们之间存在着巨大的鸿沟。她的说法是，我们要把她踢出去，因为她不愿意戒掉毒品；我们的说法是，只要她遵循约定的条款，包括不吸毒（因为我们是无大麻家庭），我们就欢迎她住在这里。我们由她选择。

几乎每个在麦克莱恩医院住院的青少年都有吸毒经历。在他们看来，毒品是成长过程的正常体验。青少年 BPD 患者吸毒程度因人而异，从未接触过毒品的是极少数，严重的可能有潜在生命危险，最普遍的是饮酒、吸烟、吸大麻作为消遣。如果他们碰到海洛因这样的毒品，很容易上瘾，用标准的 DBT 来治疗成效不大，除非他戒毒大约 6 个月。其他滥药情况包括服用非处方兴奋剂，如利他林（Ritalin）和阿得拉（Adderall），他们能从大学的朋友或者毒贩那里弄到这些药。父母不太清楚吸毒如何影响孩子的应对能力，尤其把吸毒当成消遣时。如果吸毒量很大，他们日常整体功能受到的影响很明显，特别在人际关系、学业和工作机会等方面。

在我们的病房，我们考量任何自我毁灭行为，如自伤或滥药，都会着眼于其行为的"功能"——即这一行为的原因或目的。例如，一个单纯嗑药上瘾的孩子，这一行为的功效是让他兴奋起来；青少年 BPD 患者也会上瘾，但他们滥药背后的意图有时会有别于其他青少年。他们不是寻求快感，而是通过嗑药改变当下的感觉，或者填补空虚，或让自己麻木和解除痛苦。换句话说，滥药对 BPD 青少年患者而言是一种情绪管理手段。

研究表明，滥药在 BPD 患者中很常见，大约占14%—56%。鉴于滥药会显著阻碍 BPD 康复，针对滥药的治疗应成为整个治疗方案的重点。尽管过往并发滥药的 BPD 患者疗效不乐观，但最近的一项研究表明，针对滥用阿片类药物的女性 BPD 患者，辩证行为疗法比常规的十二步骤疗法更有效。

毒品类型对 BPD 患者的整体功能也有显著影响。例如，大多数不吸毒的 BPD 患者能从高中毕业，而滥用兴奋剂的 BPD 患者只有一半能毕业。在青少年 BPD 患者中，卖淫或频繁而危险的性接触也与滥药有关。

研究还发现，BPD 女性患者中，滥用药物者比不滥用药物者感染性病的风险更高，其中，淋病、滴虫病和人乳头瘤病毒等问题尤值得关注。贫困、过去一年曾卖淫、近期与两名及以上伴侣发生过无保护性行为，以及拥有超过 20 名性伴侣等，都会加剧患性病风险。

一项研究发现，对青少年而言，酒精滥用会使他们面临身体虐待和性虐待的风险，成年后也有可能发展成 BPD。在 2006 年的一项研究中，研究人员对比了滥用酒精的 BPD 青少年和不滥用酒精的 BPD 青少年，发现前者比后者更易冲动，而且有更严重的自杀企图。

对 BPD 而言，滥药是一种危险的共病，它会摧毁患者的人际关系、学业成就、身体与精神健康，使 BPD 症状缓解的希望变得渺茫。因此，对于青少年 BPD 患者来说，滥药问题应纳入治疗方案。

重度抑郁症

和滥药一样，抑郁症也是青少年 BPD 患者很常见的共病。很多临床医生只作出抑郁症的诊断，因为抑郁症相对好治，投保时易被保险公司接受，也不难对家长和孩子解释，更不会令他们因背负恶名而羞耻。

对于 BPD，保险公司的态度是，"这是一种慢性精神疾病，我们不承保慢性精神疾病"。许多临床医生因此用抑郁症的诊断来掩盖 BPD，以便能够治疗有自杀倾向的青少年 BPD 患者。由于 BPD 常与抑郁症共病，因此 BPD 青少年患者有必要接受经认证的抑郁

自杀风险

BPD 治疗如此重要的一个主要原因是其高自杀率。大约 90% 的 BPD 患者至少有一次自杀尝试，大约 10% 患者完成自杀。随着更全面的治疗手段的出现，BPD 患者自杀率可能最终会下降。

1997 年的一项研究发现，BPD 患者较频繁的自杀企图与极易冲动有关。研究还发现，儿童时期遭受过虐待的 BPD 患者的自杀倾向，比不曾遭受虐待的 BPD 患者高。在麦克莱恩医院，我们发现青少年 BPD 患者很容易冲动，他们中大约 50% 在儿童时期有被虐待史——躯体、性、情绪，或这三者的任何组合。受虐史让这些孩子面临高自杀风险，这表明早期干预的必要性，尤其是要注意处理因冲动和被虐待造成的创伤。

2000 年的一项研究发现，如果 BPD 合并重度抑郁症，患者自杀企图概率更高、也更严重。无论对 BPD 患者还是抑郁症患者，那种绝望和冲动性攻击都会加剧自杀风险。

研究人员在 2005 年的一项研究表明，BPD 的严重程度与自残行为相关。BPD 合并抑郁症，比其他类型人格障碍合并抑郁症更加严重。

根据 2007 年的一项研究，研究人员采访了 188 位曾企图自杀并前往当地急救中心求助的 BPD 患者。他们有更严重的抑郁、绝望、自杀企图，还曾付诸实施，他们解决现实问题的能力比那些未被诊断为 BPD 的人更弱。这些发现再一次凸显了 BPD 的严重性及其企图自杀的高危性。

评估技术来仔细筛查。

以下是一位母亲的电子邮件。她的孩子 15 岁，患有 BPD，同时合并抑郁症，更有持续的自杀倾向。直到最近这个孩子还是优等生，有望进入一所常春藤联盟大学。这封邮件是母亲在女儿又一次药物治疗失败后发给我的。她写道：

> 她仍然心事重重。她对上学积极性不如几周前，她的心理学论文还没有写，也不怎么跟朋友们来往，晚上睡眠不好，有时白天在睡觉。她服用兰释片（Luvox，一种抗抑郁药）后，睡眠障碍加重——她认为兰释片正在发挥镇静作用。她看起来很忧郁，正在丧失活力。

这封邮件反映的就是 BPD 与抑郁症共病。这位少女有许多典型的抑郁症状，包括睡眠障碍、积极性下降、孤僻和活力丧失。

创伤后应激障碍

在边缘性人格障碍患者中，创伤后应激障碍是一种普通但并不普遍的共病。研究发现，超过 55% 的 BPD 患者符合 PTSD 的标准。根据我们研究小组的数据，33%—50% 的青少年 BPD 患者同时出现 PTSD。我之所以未能给出更精确的数字，是因为 33% 专指在早期受虐待的儿童，而 50% 则指所有受过创伤者，而不仅在童年时期。虽然创伤可能由一系列事件造成，但是我们所见到的患有 PTSD 的孩子，通常都经历过身体上或性方面的攻击、虐待

以及家庭暴力。一般来说，有创伤史的 BPD 青少年患者表现出的
PTSD 症状，主要包括以下几点：

- ·令人不安的记忆或创伤记忆
- ·反复做噩梦、睡眠困难或是梦见死亡
- ·对未来生活感到悲观
- ·避免去任何地方、在任何事件中见到任何会让他们回忆起创
  伤的人
- ·害怕再次经历创伤性焦虑
- ·感情麻木（好像没感觉）
- ·身体上的症状，比如胃痛或头痛
- ·时刻感到警惕、紧张和不安

研究发现，很多人格障碍患者在童年有过创伤经历，BPD 常
与 PTSD 共病就不出人意料。但也有一个有趣的发现：多次遭受
过虐待和有过创伤史的 BPD 患者也未必患上 PTSD。这一发现对
过去认为 BPD 只是一种慢性 PTSD 的观点提出了质疑。我们在工
作中发现，当我们运用 DBT 仅治疗 BPD 症状时，我们的病人会
好转；但是如果我们没有同时治疗其 PTSD 症状，他们出院后，
很多以前的行为会故态复萌。

我们还发现，当 BPD 患者并发 PTSD 时，其 BPD 严重程度
要高很多。虽然他们的恢复率与那些未并发 PTSD 的患者相似，
但是他们的症状更严重。基于这一发现，一旦青少年 BPD 患者连
续超过 8 周未自伤，我们就会使用一个专门的方案为他们治疗创

伤。这种疗法被称为延长暴露疗法，它被证明对 BPD 与 PTSD 共病的患者有效。在延长暴露疗法中，青少年会反复面对与创伤相关的想法、感觉和他们想回避的情景（这些往往会勾起他们的痛苦）。有证据表明，随着时间的推移，反复接触这些想法、感觉和情景，会降低他们的痛苦。

解离：一种暂时的心理逃避

对许多 BPD、PTSD 和其他精神障碍患者来说，解离是一种主要症状。解离是一个人的某种想法、情绪、感觉或记忆与他的其他经历分离的心理状态，也存在于曾经遭受虐待或有创伤的人群里。

解离症发作时，这些想法、情绪和记忆与当下实际发生的事情没有必然联系，当事人会表现出和他自己或者周围世界暂时脱离。解离的作用是暂时逃避恐惧和创伤记忆的痛苦，有时甚至可把创伤性事件从记忆中完全抹去。

解离的根源在于大脑的杏仁体（一个很小的、大脑边缘系统中杏仁形状的结构）。杏仁体在学习、社交语言、恐惧监测和情绪处理中扮演着重要角色。当杏仁体被关闭，这个人就会发生解离。

有的时候，完全相反的情况也可能发生——杏仁体过度工作。这种情况发生时，这个人会变得喜怒无常，或者情绪迅速大起大落。这时你可能会见到他出现惊吓反应或者是惊吓反射，这是身体在受到突然的、始料未及的刺激——比如一道闪光、巨大的噪音或者快速的动作——所做出的反应，包括逃离刺激体的动作、四肢肌肉紧张、面色改变和眨眼睛，以及血压升高、心跳加快和呼吸变化等。

这两种情况在 BPD 患者中都很常见。一个人出现解离和高情绪状态，说明其大脑边缘系统要么反应过度，要么反应不足，意味着他患有 BPD 或者经历过创伤。

双相情感障碍

自 1980 年 BPD 被纳入 DSM-4 中，人们就一直在研究 BPD 和双相情感障碍（即躁郁症）之间的关系。

按照 DSM-4 对双相情感障碍的严格定义，可以发现大约 13% 的 BPD 患者合并双相情感障碍。如果使用更宽松的定义，例如把"情绪摇摆（Mood Swings）"，或者把有双相情感障碍家族病史的患者也包括在内，会发现高达 80% 的 BPD 患者合并双相情感障碍。如果把所有关于 BPD 与双相情感障碍共病的研究结果取个平均值，大约 40% 的 BPD 患者并发双相情感障碍。

治疗 BPD 与双相情感障碍共病非常棘手，因为抗抑郁药物经常用于 BPD 的治疗。但如果患者同时又患双相情感障碍，使用抗抑郁药物治疗就可能刺激患者转向狂躁。

一些临床医生曾经质疑，BPD 是不是双相情感障碍的一种类型。研究表明，典型的治疗双相情感障碍的药物对 BPD 患者无效；即使 BPD 患者的双相情感障碍的症状被成功治愈，许多其他的 BPD 症状仍然存在。而且双相情感障碍的患者也有其他类型的人格障碍，并不仅仅是 BPD。这些发现得出一个结论：BPD 就是一种疾病，而并非双相情感障碍的一种类型。

注意力缺陷多动障碍

2002 年，一项关于儿童注意力缺陷多动障碍和 BPD 之间关系的研究得出结论：两者之间存在很强的关联性。儿童的冲动、反复无常、心情大起大落、自尊心薄弱、人际交往困难和情绪化，都是

ADHD 和 BPD 共有的特征。

以下是一位来自新墨西哥州的母亲的邮件，她对这两种情况之间的相似性提出了疑问：

> 我们的女儿克莉丝在婴儿期就让人头疼。她是我们 4 个孩子中最小的一个。她比别的孩子更容易哭闹、大惊小怪、大喊大叫，其他 3 个孩子都很正常。她从小到大，我们家一直很稳定，我丈夫的工作一如既往，我们的婚姻也幸福地维持了23 年。
>
> 克莉丝很小的时候，会因为哭得太过伤心而无法呼吸。她会扭动身体、屏住呼吸以致嘴唇变得青紫，最后才恢复呼吸。这把我吓坏了。我会抱着她，试着安慰她，但似乎不起作用。
>
> 我的邻居是一位心理学家，他说克莉丝才 18 个月时就会通过操控我的情绪来吸引注意。他建议我忽视她，可我不能这样对待这么小的孩子。我现在常常问我自己：当时没有听他的话是不是错了？克莉丝总是很需要我的关注，总是很冲动。她 8 岁那年，我终于送她去接受评估，精神科医生说她患有ADHD，给她服用了利他林。这种药前几年似乎有用，但她总是在寻求刺激。我们还尝试了阿得拉、安非他（Wellbutrin）、哌甲酯制剂（Concerta）和阿托西汀（Strattera），这些药好像对她的学业有帮助，但并没有改变她的冲动和易亢奋问题。医生们都说她长大后就会摆脱 ADHD，变得和我们其他几个孩

子一样。

她的青春期前期对我来说是一场噩梦。在我们23年的婚姻中，我和丈夫基本没有冲突，现在因她出现变化，我们开始争吵。那段时间她变得极端追求物质享受，她会说服我丈夫去买她想要的东西，当然，我们并没有给其他孩子买，他们也从不抱怨。我无意中听到她对她的表妹说，她是多么容易操纵她爸爸呀！

因为她的ADHD未真正好转，我们给她换了一位新的精神科医生。他认为克莉丝患有BPD。我同意BPD的诊断，但是ADHD的诊断似乎也是对的。它们是相似的吗？

我们认为，ADHD和BPD之间的关联有几种解释。第一，有些研究人员认为，这两种情况只是不同的形式。第二，某些ADHD患儿极具破坏性，看护人有时会虐待患儿或给其他形式的惩罚。这时患儿会不知所措，或者他们知道自己会因无法控制的行为受到惩罚，而这种报复性虐待行为反过来又会增加儿童患BPD的风险。第三，这两种情况可能会有一些其他共同的致病因子，例如ADHD和BPD患者的大脑额叶（负责执行功能和冲动控制）有明显的缺陷。

有趣的是，被诊断出BPD的女性通常是男性的3倍，而ADHD情况正好相反。在前面的章节中，我曾提到，BPD患者的男女比例也许是均等的，但实际上被诊断的女性更为常见。约瑟夫·彼德曼（Joseph Biederman）博士是马萨诸塞州总医院的精神病学教授，他曾这么论述 ADHD："在治疗中，男孩和女孩的比例是 10∶1，但在现实生活中可能是 2∶1。"这意味着很多患有 ADHD 的女孩没有得到诊治。

一些研究人员推测，错过诊治这些女孩的原因之一是：患 ADHD 的男孩比女孩更容易违反规则，其行为更容易引起老师的注意。ADHD 可能是导致 BPD 的途径之一，因此临床医生在评估和治疗 ADHD 患者时，需要牢记这种可能性，特别当患者是女性时。

进食障碍

进食障碍患者中有多少人合并人格障碍？目前这个问题还有很大争议。有临床医生认为许多进食障碍患者都合并人格障碍。许多治疗进食障碍的临床医生认为，当进食障碍消失，人格障碍的所有病症也都会消失。在麦克莱恩医院，我的同事玛丽·扎纳里尼博士发现，在我们的进食障碍治疗小组，高达 50% 的年轻女性患者被临床诊断为 BPD。

2005 年，一份对进食障碍和人格障碍所做的研究回顾发现：BPD 是暴饮暴食型神经性厌食症和神经性贪食症患者中最常见的人格障碍类型。在我们病房，如果一位 BPD 患者同时患有严重进食障碍，尤其是厌食症，他或她必须先做进食障碍治疗，因为厌食症是所有精神疾病中最致命的疾病之一，其致死速度比慢性自杀倾向者要快。而且，饥饿的大脑是无法学习 DBT 疗法的。

结论

显然，BPD 会同时合并其他精神疾病，这使得治疗变得更加困难，因为做治疗决策时不得不考虑其他病况。比如，情绪障碍有必要用药物治疗吗？对于滥药，是否应该使用特定的药物？进食障碍会否引发其他医学并发症？对于乱伦导致的创伤后应激障碍，家庭治疗中会发生什么？要想准确地诊断和治疗 BPD 青少年患者，这些问题是必须重视的。

第二部分

治　疗

第七章

寻求治疗

渴望为患病青少年寻求帮助的父母，通常需要考虑两个重要问题：第一，去哪里治疗？如何找到合适的治疗方法？尤其是许多诊所和治疗师不愿意接收有自伤行为或自杀倾向的孩子。第二，当孩子拒绝接受治疗或寻求帮助时，父母应该怎么办？

以下这位父亲处于水深火热中，他在电子邮件里叙述了他的求助过程。

我们住在密苏里州的圣路易斯。很不幸，尽管很多治疗方案都声称能给我们提供帮助，但一旦发现病人有自杀倾向或自伤行为，就说帮不上忙，这恰恰是我女儿的现实问题。她15岁了，有自杀倾向，这些诊所不能真正帮到我们。我女儿说她不需要治疗或吃药，她不听我们的话，也不守家里的规矩。她说她只是不想和我们住在一起，要出去和她的朋友一起住。她在学校也不用功，如果我们批评她缺乏责任感，她就大喊大叫来威胁我们。她连最简单的家务都不肯做，也不承担什么后果。我们什么办法都试过了。

因为她还不到 18 岁，就没有被诊断，但她的心理咨询师和精神科医生相信她有边缘性人格障碍。她自伤、自卑、好斗，我们理解她有精神疾病，但和她一起生活还是很不容易。我担心她的弟弟，我们尽量多在户外活动，这样弟弟就不会过多地受影响。我们不放心她一个人在家，我们没有休息时间。

如果 18 岁以下的患者不想接受治疗，做父母的该怎么办？等她杀了我们？或者杀了其他人？甚或她就只是伤害我们？现在的精神治疗系统似乎一团糟。她经常谈论死亡。如果我们把她送去参加一个野外项目，她会因自杀倾向被取消资格，甚至可能尝试自杀。根据美国国家健康研究院的数据，BPD 患者有 10% 的自杀成功率。我们该怎么办？

寻求治疗

当一位青少年发展出完整的 BPD 典型特征，就很可能会被当地的精神健康系统检测到。青少年早期出现 BPD 症状后，儿科医生可能是第一个被咨询的人。研究表明，到儿科诊所就诊的孩子，24%—50% 涉及行为、情感或教育方面的问题。大多数儿科医生不具备识别或治疗复杂的行为问题异常的专业知识，但按惯例，儿科医生可以把患者转介给精神健康专家。

必须提醒的是，不要自行诊断你的孩子是否患有 BPD。准确地诊断才能找到好的治疗办法，如果家长担心孩子有很多 BPD 症状，应该让心理健康专家去作诊断。令人担忧的是，即使在儿童心理健康领域，许多临床医生也不情愿作出 BPD 诊断，或治疗患有 BPD 的儿童。

最近我们收到一封来自中西部小镇的转诊信。镇上唯一的精神病医生认为自己不具备治疗 BPD 患者的资格，更不认为他有能力治疗有自杀倾向的人。我们必须承认，这位小镇医生知道自己的局限性，试问家长会找一位不具备某方面专长的精神科医生给孩子看病吗？换个角度看，这位精神科医生根深蒂固地认为"BPD 很难治或治不好"，他似乎更有信心治疗 BPD 之外的其他精神疾病。这就引发了拒绝给有自杀倾向的患者治病的道德问题。此外，一位 BPD 症状严重的患者，通常需要一个以上临床精神医生提供足够照顾，而这方面资源本来已经短缺，那么父母该怎么办？

如果一位临床医生不肯为青少年患者作出 BPD 诊断，家长可以直接问他一个问题：他能否用辩证行为疗法治疗创伤后应激障碍，或治疗自杀和自伤的青少年？如果他们有这方面的专长，他们通常有能力治疗青少年 BPD 患者。有时青少年 BPD 患者得不到治疗，仅仅因为精神科医疗资源不足，甚或因为父母讲述的孩子的故事不被相信，这更加可悲。

在这样的情况下，我们看到一些家庭为了给孩子寻求帮助不得不背井离乡（如在全国各地搬家）。以下这封电子邮件，诉说了父母们为患有 BPD 或疑似 BPD 的孩子寻求帮助所经历的挫折。

我们在挣扎，不知道该拿我们 16 岁的孩子怎么办。我们认为她有 BPD，但假如她真的是 BPD，我们又希望排除这个诊断。我们的第一反应是让她接受深入治疗，所以我们去医院咨询。他们所做的就是把她转介给一位医生，这位医生给她开了治疗 ADD 的药，又把她转介给一连串的治疗师，这让我们无比沮丧。我们希望有人对她做全面评估，对她有所帮助。我们觉得自己不具备自救的专业技能。

在这本书第 1 版中，我列了一个精神医疗资源名单，涵盖治疗 BPD 儿童的诊所和住院机构。这一次我没有列出特定的诊所或治疗小组，因为现在很多临床医生正在接受 DBT 培训，如果将它们全部列出，等出版时信息就过时了。如果一个团体或诊所声称它正在为青少年做 DBT 治疗，就意味着他们正致力于帮助高危儿童。但是这些资源很少，地理位置不是对每个人都方便。

如果其他州有人打电话询问他们所在地区的资源，我不是把认识的医生推荐给他，就是使用搜索网站寻找合适的机构。用"BPD、边缘性青少年、DBT、治疗师"作为关键词，后面紧跟着城镇名和州名，通常能找到答案。有一个网站有很多资源，该组织负责培训 DBT 治疗师，网址是 http://behavioraltech.org/resources/crd.cfm。

如果这个网站资源不足，还可以考虑联系美国精神疾病联盟

（NAMI），网址是 www.nami.org。NAMI 是美国最大的由患者驱动的心理健康组织，在许多城镇设有分支机构。2006 年 6 月，它认识到 BPD 的严重性，并把 BPD 作为诊断重点，将 BPD 患者列入了"优先人群"名单。

如果家长怀疑孩子患有 BPD，这里有一个工具包，可以帮助家长获得专家治疗。

寻求专家治疗之前

1. 阅读（Read）：家长会从许多不同的渠道了解 BPD，心理健康专家是最权威的选择。尽管如此，阅读高品质的 BPD 书籍将让家长了解正面临的问题，以及找专家咨询时可以提出什么问题。

2. 保险（Insurance）：保险公司通常会提供一份可用保险买单的心理健康专家名单，但这并不意味着这位专家能够治疗 BPD。此外，治疗 BPD 过程很漫长，这使得临床医生在患者身上花费的时间超过了保险公司的规定。因此，一些临床医生不愿意治疗 BPD，因为他们不能得到全额补偿。

3. 精神病史（Psychiatric history）：家长可以列出对孩子的各项担忧，有针对性地梳理孩子特别的行为将有助于病情评估。此外，列出所用过的药物及其剂量、住院治疗情况和过去的治疗详情，对治疗师评估病情有帮助。

评估你找到的专家

4. 专业知识（Expertise）：一旦家长确定了一个或多个候选

人，需考虑这些问题：治疗师是否具备处理 BPD 患者的临床技能和专业知识？他们是否接受过有效的治疗 BPD 的训练？他们有处理青少年 BPD 患者的经历吗？他们有信心处理同时发生的共病吗？他们对药物的使用有什么看法？他们容易预约吗？他们能多长时间见一次你的孩子？他们下班后能接电话吗？他们如何与家长合作？有些问题可以在治疗师网站上找到答案，有些问题需要直接询问治疗师。

5. 人际关系（Networks）：如果找到了一个可以和孩子相处融洽的治疗师，看看这位治疗师的专业团队中还有哪些专家。治疗师是否有一个工作小组？谁负责紧急情况和节假日的治疗？如果您的孩子需要住院治疗，会去哪家医院？

如果门诊治疗短缺

有时，即使当地诊所或机构可以治疗青少年 BPD，门诊服务资源也是不足的，因为孩子需要更密集的治疗。住院通常可以用保险付费，但如果孩子的行为是顽固且长期的，通常代价高昂，有必要寄宿治疗。我非常清楚，这些中心可能非常昂贵，许多情况下，父母不得不付出巨大的经济代价来帮助自己的孩子。

对于有自杀倾向的儿童 BPD 患者来说，其父母面临的选择听起来令人难过。一位父亲告诉我，他为儿子准备了读大学的钱，"如果他自杀了，这钱就没什么用了，我们宁愿把这笔钱用在治疗上。"一些家长成功地游说所在州的心理健康部门、保险公司或学区，同意为这一严重的慢性心理健康问题支付医疗费用。这些机构面临青少年自杀和自伤行为的上升趋势，对于其服务范围内能提供什么和不能提供什么，态度很现实，有时会与父母合作，寻找一个合理解决方案。

寻求政府援助

在本章的第一封邮件里，父母诉说觉得被女儿欺负和恐吓了。或许这不是女儿的本意，但她的父母的确会产生那样的感受。她的行为不足以被强制住院治疗，但如果她的父母感到孩子不再听他们的话，可以去他们所在的州看看能否寻求帮助。

例如，马萨诸塞州有"儿童特需服务"（CHINS），少年法庭试图通过这项服务来帮助父母和学校处理问题青少年。提交申诉的人需要向法官证明，孩子经常离家出走，经常不服从父母或合法监护人的命令，经常旷课，或者经常不遵守学校的规定。如果一个青少年患有 BPD 又未经治疗，他或她很可能有很多这样的行为。

如果孩子不满 17 岁，离家出走或者不遵守家里的规定，父母或监护人可以提交申诉；学校可以对不满 16 岁、经常缺课或在学校严重行为不端的孩子提交申诉；警察可以对一个离家出走的不满 17 岁的孩子提交申诉。一旦 CHINS 发布申诉，何时驳回申诉的决定权就在法官手中，而不是家长或学校。

当诉状被提交，法官会决定案件是否有法律依据。如果没有法律依据，案件将被驳回。如果法官认为有必要，就会指派一名缓刑监督官来决定青少年需要哪些具体服务（比如保护服务、心理健康服务、社会服务等）。如果一个青少年拒绝接受治疗，法院可以强

家庭联络

美国国家边缘性人格障碍教育联盟开展了一个令人兴奋的计划，称为家庭联络（FC）。这个系列活动为期12周，旨在为有BPD或有BPD相关症状的家庭成员提供帮助，教给他们关于BPD的最新研究进展和治疗的知识。这项计划旨在为更好理解BPD这个复杂疾病打下基础，以及为面临同样挑战的家庭提供实用的方法。

这些团体的不同之处在于，他们由受过训练的家庭成员（父母、配偶、子女和兄弟姐妹）领导，而没有正式的"专家"。这是一种基于DBT的技能训练模型，用于支持性团体环境。

由于在较小的社区很难建立一个FC小组，他们增加了一个虚拟班级小组，家庭可以通过电话会议或视频会议每周"会面"、上课。

制其接受。如果青少年继续拒绝且仍然处于危险中，法院可以联系社会服务部以确定是否有必要实行家庭外安置。

其他州可能也有类似服务。很明显，这种极端措施并不总是必要，但当父母感到如果不这么做可能会失去自己的孩子，或者被迫采取一些措施使孩子免于危险，这种干预是值得考虑的。

让青少年同意治疗

当家长终于找到一个合格的治疗师，下一个主要的挑战是让孩子接受治疗。如果他或她拒绝该怎么办？我们经常看到，拒绝治疗通常与放弃希望有关。许多青少年说，他们已经接受治疗多年，发现对自己并没有帮助，为什么还要尝试另一种治疗呢？

到我们病房来的年轻女性都是自愿的。有理由认为，愿意接受治疗的人比不愿意接受治疗的人更有可能康复。一些并不"真正"想接受治疗的青少年，把这看做是一种摆脱父母的方法。许多完成了 DBT 疗程的青少年，觉得这与他们以前接受过的任何治疗都不同，而且更有帮助。一旦 DBT 治疗师和青少年们会面，就几乎能让他们全部接受治疗，因为治疗是针对他们特有的问题，让他们感到被理解。但家长怎样才能让孩子走出家门参加第一次咨询呢？

七个步骤，让你的孩子参与治疗

有时候，父母发现哄骗是让孩子去看病的唯一方法。有些孩子被父母安排来我的办公室，却发现自己根本不知道将接受精神科医生的评估。他们告诉我"妈妈安排我来看医生"，或者"爸爸说这是为了帮助我做功课"。

下面这些步骤会让孩子接受治疗变得更容易。

1. **治疗是为家长还是为孩子？** 一般来说，人们只在认为自己有问题时才寻求帮助。例如，家长担心孩子晚上熬夜，但孩子可能觉得家长有问题；家长想让孩子去看治疗师，这可能与家长对什么是"正常"的理解有关。建议家长与其他人交流，看看他们是否觉得你的担忧有道理，你的孩子是否需要帮助。

2. **如果家长和其他人都认为这个问题干扰了孩子的生活能力，有必要进一步评估，那就明确地和孩子谈谈你的担忧。** 但这还不是讨论他们所有问题的时候。如果孩子刚刚自伤过，那么就只关注这一个问题。如果还要说"你的成绩在下降，你的房间很乱，我不喜欢你对待你兄弟姐妹的方式"，等等，会让孩子更加孤立和封闭。

一定要解决主要问题。同时，建议让孩子和受过训练的专业人士谈论他或她的感受。他们会从中受益，同时谈话要遵守保密条款。

3. **家长和孩子谈过之后，要有耐心**。许多青少年 BPD 患者会认真思考家长提出的建议，但需要时间消化。他们通常不会立刻同意接受治疗，但是，他们会考虑的。有时青少年 BPD 患者会觉得，如果他们同意接受治疗，那就意味着承认自己有问题，这样家长就赢了，他们输了。家长提出让他们接受治疗，但要给他们时间决定是否接受，让他们对自己的治疗有发言权。

4. **不必锁定某一位治疗师**。如果他们同意接受治疗，家长可以预先声明，他们可能与这个治疗师不匹配，或者这个治疗师可能不合适，因此不必锁定家长找的第一个治疗师。家长可以告诉他们，如果确实不匹配，几个疗程后可以帮助他们再找一个治疗师。

5. **了解与治疗相关的问题**。让孩子去研究家长推荐的疗法是有好处的。孩子通常比家长想象的更有好奇心，他们会自己去研究。这会帮助青少年更好地理解为什么这种疗法对他们有益。家长不必承诺治疗的效果，尤其如果家长自己对治疗也一无所知。但如果他们知道 DBT 是针对自伤和自杀的，正契合他们的问题，他们就更有可能接受治疗。

6. **鼓励他们坚持接受治疗**。一旦开始治疗，最初的阶段可能会很坎坷。他们需要了解自己的治疗师，改变熟悉的旧习惯，这可能很难。家长要认可他们艰辛的努力，让他们看到你的关注，即使在他们受挫的时候（这在 BPD 患者中经常发生）。

7. 如果所有方法都试过了，孩子仍然拒绝治疗，那就接受它。
家长可能需要：让自然发生的后果给他们教训（例如，如果他们的行为破坏了人际关系，他们不得不坠入谷底，意识到自己身边没有朋友）；或者如果他们的行为太危险以至于需要住院治疗，家长可以报警，让相应的机构参与。通常如果孩子住院，门诊治疗将是出院的先决条件。

治疗

在我们病房，有青少年告诉我们："我没必要来这里，是我的父母疯了。"这可能是真的，也可能不是真的，但是治疗青少年BPD患者意味着治疗整个家庭，许多影响是相互作用的——也就是说，情绪和行为，比如愤怒和身体伤害，往往不仅仅是孩子的事。因此，即使青少年拒绝治疗，父母接受治疗也是有益的。

父母们常常被他们所认为的孩子的操控行为、不断纠缠或者对孩子安全的担忧弄得精疲力尽。父母接受治疗时，虽然不必让青少年参与，但会帮助父母应对自己的痛苦。有时家长接受治疗，孩子也会跟着接受治疗。

当住院治疗至关重要时

当然，如果青少年已经到了严重自我毁灭或自杀的地步，比如服用过量药物，那就没有妥协的余地，可能需要入院评估其致命性。麦克莱恩医院的很多孩子最近都有自杀倾向，有过自杀企图，或者自杀念头没断过。就我们所知，最终自杀的青少年中，大约80%在自杀前几个月内曾经看过医生。自杀行为往往伴有其他症状，例如睡不着觉、疲惫或学校的问题。

许多家长告诉我们，他们意识到有些地方不对劲，但没想到情况会那么糟糕。关注青少年自杀问题的研究人员正在研究能够更好地预测自杀企图的方法，这些措施是有效的，但仍处于实验阶段。

以下列举了一些关于自杀的迹象，但除非孩子说出他或她的意图，这些迹象还是不能作为定论。这些迹象不会告诉你，孩子是否或什么时候会尝试自杀，但会有一些用处，可以迫使父母认真寻求专业帮助，或者提醒治疗师注意这些敏感的行为。

- 抑郁
- 反复谈论死亡
- 激烈的行为变化
- 情绪波动
- 缺乏对未来计划的兴趣
- 制订最终计划，包括在网上研究自杀方法
- 过往有自杀企图
- 经过一段时间的抑郁后突然好转
- 自我毁灭行为，包括吸毒和自伤

焦虑、孤独、抑郁、吸毒、犯罪和家庭破裂也是危险因素。没有特定的症状能告诉父母自己的孩子是否会尝试自杀，但上述任何症状都足以去向专家寻求帮助。

第八章

辩证行为疗法

近年来，对自杀的研究越来越多，因为自杀已成为包括青少年在内的许多群体极其令人担忧的问题。尽管 BPD 患者自杀率很高，但关于 BPD 与自杀的研究仍然很少。BPD 研究者、精神病学家约翰·奥尔德姆（John Oldham）博士指出，据估计，超过 30% 的自杀身亡者、40% 的自杀未遂者和 50% 的精神科门诊自杀死亡者存在人格障碍。

在患有 BPD 的人群中，自杀率估计在 8% 到 10%，是普通人群的 1000 倍（普通人群自杀率为 0.01%）。高达 90% 的 BPD 患者有自杀企图。这意味着不成功的自杀企图比自杀身亡要普遍得多。然而，不成功的自杀也会给个人、家庭以及为他们提供护理的临床服务造成伤害。

越来越多的研究表明，BPD 并不像以前人们认为的那样难以治疗。但是，要让青少年患者康复，就意味着要让他们克服自杀倾向。治疗首先必须解决病人的自杀倾向问题，其次才能考虑他们未来生活的品质。反之，自杀这个严峻问题如果不能优先处理，将会

> 辩证行为疗法并不能解答我的所有疑问，但它阻止了我自杀。现在我可以继续探索，在我身上到底发生了什么。
>
> ——珍，16 岁，BPD 患者

永久性地阻碍康复。

本章将集中讨论辩证行为疗法（DBT）。我相信 DBT 被认为有效，不仅因为其正面的临床结果，也因为越来越多的研究证明其有效性。虽然 DBT 不能直接预防自杀，但它能给有自杀倾向的患者提供特殊技能来缓解他们的情绪和人际关系问题，这两个问题恰恰容易引发自杀念头。

DBT：一种承诺疗法

玛莎·莱恩汉博士是华盛顿大学行为研究和治疗诊所主任，她开发了 DBT，并在 1993 年出版《治疗边缘性人格障碍的技能培训手册》一书，描述了这项研究和治疗。

DBT 是一种行为治疗形式，侧重于教导技能，帮助人们更正常地对失控情绪作出反应。DBT 的理论是，如果青少年一开始就具备了这些技能，他们就会使用这些技能。不管出于什么原因，如果他们没有发展出适应困难情况的技能，有时就会采取自我毁灭的行为。

现在，许多治疗师说他们在应用 DBT。一些转介到我们病房的青少年也声称接受过 DBT 治疗，其实他们的治疗师未必接受过正规训练。有的治疗师可能读过 DBT 的书，或者参加过一次讲座，但正式的培训要求治疗师参加由认可的培训师进行的至少 5 天的培训课程。合格的或者说正宗的 DBT 治疗包括个人治疗、技能小组、技能指导、咨询团队和家庭治疗，这些都将在本章中一一介绍。

玛莎·莱恩汉最初的研究证明了 DBT 在减少 BPD 患者自杀和自伤行为方面的有效性。后来，心理学家亚历克·米勒（Alec Miller）博士和他的同事针对有多种问题的青少年的需求修改了 DBT。研究表明，对青少年使用这种方法，可以减少自杀行为、中途退出治疗、精神病住院、药物滥用、愤怒和人际关系障碍。

辩证行为疗法是什么意思？"辩证"一词从古典哲学中衍生而来，指一种论辩形式。首先，它对某一特定问题作出断言，这一论断被称为"论题"；然后陈述对立的立场，这被称为"对立面"。DBT 认为，即使两种立场完全对立，它们各自都有智慧。在 DBT 中，通过整合每个论据的有价值的特征并解决两者之间的所有矛盾，可以实现对极端位点的"综合"。当然，这并不一定意味着妥协。

例如，父母会把孩子拿刀自伤视为问题，这的确是一个问题；而青少年会把自伤看作是处理他或她当下感受的解决方法，这也是事实。父母认为自伤是问题，孩子认为自伤是问题的解决办法，这两个观点都是真实的。一旦认识到这一点，就不要去争论谁对谁错，而是承认每个立场都有"智慧"，而且双方都可以转向一种新的思维方式。父母可以看到他们的孩子在挣扎，孩子可以发展新的技能来处理强烈的情绪。

许多心理疗法注重过去和所谓的深层次问题，DBT 则主要关注当下的行为。青少年是与他们现在的问题共处，而不能改变过去。他们所能做的是更有技巧地过自己的生活。尽管 DBT 不关注过去，但也不否认过去，而是认识到过去是让青少年发展成现在这个样子的重要因素。

例如，在你开车上班的路上，车爆胎了，这时世界上所有关于为什么爆胎的理由都不能让你去上班，你得换轮胎。稍后，你可能会想有关道路的事情，你多久换一次轮胎，或背后的其他原因，但在那一刻，轮胎漏气的原因对你的工作不会有多大影响。同理，在 DBT 治疗过程中，讨论青少年在过去 3 年中自伤的历史原因，不如让青少年学会处理当前问题的技能。

辩证行为疗法的发展过程

DBT 改变了 BPD 治疗方法，主要有 3 个原因。首先，科学研究证明它是有效的，很少有其他疗法可以宣称这一点；其次，它的有效性在一定程度上促进了公众对 BPD 的认识；最后，DBT 不仅证明其是一种很好的治疗方法，也给 BPD 治疗师提供了一种处理自身潜在倦怠的方法，从而使他们能够继续与那些被认为很难治疗的患者合作下去。

在这本书的第 1 版中，我着重介绍了一些显示 DBT 疗效的研究。从那时起，已经有很多研究证明其有效性，需要用整整一章来阐述。DBT 不是万灵药，但它经受了测试，临床和研究结果都支持它的效用。

DBT：第一部分——情感脆弱的作用

DBT 建立在 BPD 的生物社会理论基础上，这种理论认为，BPD 是一个情感脆弱的孩子在不认可的环境（invalidating environment）中成长导致的结果。DBT 界定情感脆弱性表现在三方面：

情感敏感：青少年 BPD 患者往往会有莫名其妙的情绪上的反应。他们常常不知道自己为什么会有这样的反应，不知道自己真正的感受是什么，只知道它是强烈的。比如，对很多人来说，吃花生不是问题，但对那些过敏的人来说，接触花生会导致极端的反应。这不是故意的，而是由他们的生物学因素导致的；同样，BPD 患者对艰难处境的反应也是强烈的。

情绪反应：青少年 BPD 患者不仅敏感，情绪也倾向于被动。他们的情绪由事件（通常是人际关系）触发，其反应和随后的行为也往往显得极端，与其所处的境况不符。我在治疗中遇到过一个年轻女子，只因男朋友打电话迟了 5 分钟，她就砸了自己的手机。对于家庭来说，重要的是要知道这个例子中的情绪反应，不是操控性行为，而是基于大脑的生物学问题。此外，患者对自身行为感到羞耻和内疚会让他感觉更糟。对于情绪敏感的青少年来说，这是一种可怕的生活方式。

情绪难以平复：比起没有患 BPD 的青少年，青少年 BPD 患者很难平复情绪，而且会为生活中微不足道的小事生气时间更长。他们也很难放下，我见过一些青少年和年轻的成年人，他们会为已经发生的冲突耿耿于怀数月甚至数年。

DBT：第二部分——环境的作用

"不认可环境"是指儿童经历了被他或她生命中重要的人剥夺资格或"不被认同"的情况。"环境"一词，在当前语境中指的是能够影响人们的情绪和行为的自然和人际状况。

这就是不认可环境的代表性情境：孩子有一个想法或一个经历，父母或照顾者认定，孩子的经历或想法不正确，或者要求孩子去克服它，或者认为孩子正在挣扎的问题很容易解决。

例如，17 岁的布鲁斯总是情绪激烈，他因服用过量药物自杀未遂住院治疗，首次参加了麦克莱恩医院的 DBT 住院治疗计划。后来他完成了 DBT 项目，出院回家。出院近 3 个月后，布鲁斯的父母打电话给他，希望能重新回到治疗计划中，因为他表达了强烈的自杀念头。入院时，布鲁斯告诉我，他不能再住在家里，因为每天都和父母吵架，他们就是不理解他。在一次有布鲁斯、他的父母和其他治疗小组成员参加的会议上，布鲁斯想谈谈家里的冲突。他告诉我们，冲突通常包括大声争吵，大喊大叫，偶尔扔东西，还有很多愤怒。

布鲁斯的母亲承认存在这些冲突——"这就是我们来这里的原因"。但她一再指责布鲁斯的女朋友才是"真正的问题"。她说是布鲁斯的女朋友以及她造成的问题，导致布鲁斯的想法很负面。而布鲁斯则认为，是家里的争吵而不是他的女朋友导致他想自杀。布鲁斯的情绪一直是强烈的,加上家庭环境不认可他,且高度混乱,使他产生无法忍受的情绪,导致他想自杀。

即使父母是出于好意,也会造成孩子得不到认可。比如"你不丑"或"你不笨"这样的说法,对一个认为自己丑陋或愚蠢的孩子来说,就是感觉不被认同。

显然,一些情况例如乱伦或其他形式的虐待,更容易被理解为不被认可。BPD 患者经常描述儿童性虐待史,在 DBT 模型中,这被视为一种特别极端的被否认形式。

不认可环境的另一个体现,是它过高估计孩子的自我激励和自我控制能力。在这种情况下,如果青少年无法控制自己的行为,就会被批评和指责。当青少年的行为受到指责,他们本人被视为坏孩子;他们对自控的无能为力被看作是性格的污点,而不是因和父母双方相互不理解而共同造成的。

不管不认可环境是由于父母的善意支持还是破坏性虐待造成的,根据生物社会理论,长期的不利环境作用于一个情绪脆弱的个体,是其发展成 BPD 的强有力综合动因。

不认可环境还有一个体现:对孩子说他的问题很容易解决——父母能够克服愤怒或悲伤,并不意味着他们患有 BPD 的孩子也能。如果孩子有能力这么做,他会的。这好比一个法国人要求一个英国人说法语,仅仅因为人家做不到就对他大喊大叫一样。你能控制自己的情绪,并不意味着你的孩子也能。

当父母不认可他们的孩子时

某些父母第一次接触生物社会理论时，不愿承认自己不认可孩子；换言之，他们不愿意为孩子的问题而自责。他们可能认为自己和孩子在情感上不匹配，或者自己与孩子看待世界的方式不匹配。这个解释特别能引起孩子养父母的共鸣。

莱恩汉将儿童情感脆弱与不认可环境相互作用导致 BPD 的路径阐述如下："儿童没有机会准确标识和理解自己的情感，也没有机会学会相信自己对事件的反应是合理的。"在这样的环境下，孩子们不能得到帮助，来应对他们觉得有困难或有压力的情境，因为在不认可环境下，他们的苦闷得不到接纳。

一个极端的例子是杰基，一个非常聪明、迷人的 15 岁加利福尼亚少女。她因自伤、自我憎恨和自杀被转介到麦克莱恩医院。她的母亲也很有魅力，经多次整形变得更美丽。然而，女儿更关心自己的心理健康，而不是外表。她极力讨好母亲，母亲说希望女儿快乐，并相信如果杰基"只要减了几磅，她就会快乐"。

杰基的母亲通过自己的外形找到了幸福（尽管杰基不确定她母亲有多幸福）；杰基试图在学业上找到快乐，她母亲认为这是合理的，但认为如果杰基更注重外表而不是学习，她会找到真正的快乐。杰基的姐姐对生活的看法跟母亲相近，但杰基不是这样的。这个问题与其说是谁对谁错，不如说是看问题的角度不同。

我们为此开了一个家庭会议，想让杰基的母亲认识到，女儿体验世界的方式与她是不同的。她母亲很难接受："她是个女孩，不是吗？"

杰基说："你看，我已经退到角落，无法逃脱。妈妈，你实际上是在告诉我，你不尊重我，也不必尊重我，但我必须尊重你。我确实尊重你，我只是觉得现在我的问题比体重麻烦得多。我在这里住院，正因为如此，你责怪我没有能力生活。我爸爸不知道该怎么办，他晚上为我哭泣，还和你争吵。我本来以为我已经跌到谷底，但是，在过去几天里，我感觉已经坠落到无底的死亡深渊。"

她的母亲回应说："我知道形象对你的自尊起着至关重要的作用，你也担心如果你看起来不健康，我们可能不会接受你。显然，你对被遗弃的恐惧仍然是个问题。你的祖父母下周要去看望你。我想你是担心在他们眼里你看起来会怎么样。"

当青少年向他人寻求如何感受或如何解决问题时，他们会发现人们期望他们自己去找解决方案，并以"社会可接受"的方式控制自己的行为。人们期望杰基通过减肥和去健身房来缓解压力，相反她却通过自伤来缓解压力。

杰基突然爆发了。她从想获得母亲认可而控制自己的情绪，转为想让母亲承认自己的感受而情绪波动。她的母亲对她的行为的错误应对，使得杰基有时感到被支持，有时则相反。正是这种不一致导致杰基发展出一种持续的自我毁灭的行为模式。

作为 DBT 治疗目标的 BPD 患者特征

莱恩汉在 1993 年指出，以下 6 种典型的 BPD 行为模式，是患者和治疗师需要针对的。

情感脆弱：BPD 患者普遍意识到他们在应对压力方面有困难。然而，他们可能会责怪其他人，对他们抱有不切实际的期望，提出不合理的要求。因此 BPD 患者要致力于提高调节情绪的能力。

自我不接纳：BPD 患者不接纳自我，并对自己有不切实际的目标和期望。这是他们从所处的负面环境中学到的。更糟糕的是，当他们遇到困难或达不到目标时，他们会感到羞愧和愤怒。因此治疗的目标是教会青少年自我接纳和认可，或认识到自己的观点可以像其他人一样是合理和有效的。

持续不断的危机：青少年 BPD 患者往往表现出一种持续不断的危机模式，在前一个危机未得到解决时，另一个危机接踵而至。在治疗中，青少年学会用切合实际的判断，来评估对某一特定的情况是否需要作出过激反应。

被抑制的悲伤：由于情绪调节困难，BPD 患者无法面对负面情绪，尤其是与失落或悲伤相关的情绪。在治疗中，青少年被教导如何识别并标记感觉状态，体验他们的情绪，而且不要给情绪贴上好或坏的标签。

积极的被动：青少年 BPD 患者会积极寻求他人帮助，但在解决自己的问题时是被动的。DBT 的目标是教会他们积极地解决自己的问题。

逞强：BPD 患者会在负面环境中表现得有能力。在某些情况下，他们可能确实很有能力，但他们的技能不足以应付不同的情形，这要视他们当时的心情而定。针对这样的行为特性，DBT 的目标是让青少年 BPD 患者能够发展不受情绪影响的处事能力。

上述行为模式经常会导致强烈的痛苦情绪，有时自伤会成为处理这些情绪的方式；更多的时候，这种感觉是如此痛苦和持久，以至于自杀被视为解决这个痛苦的唯一出路。

DBT 在行动

以下这封电子邮件来自 14 岁的莎莉的母亲，显示 DBT 在起作用（括号中是 DBT 练习要点）。

有一段时间，莎莉在割伤自己，她的思维模式是强烈的非黑即白和孤注一掷。她的母亲想知道女儿的"毛病"是什么；与之相反，我们着眼于她们之间的关系，目的是理解彼此的观点。

她母亲写道：

多年来，我一直在生我女儿的气，现在我开始看到，当我丈夫离开我们时，我是如何和女儿日益疏远的。治疗正在改变这种状况。我不再是那个依赖他人、有缺陷的自己。我仍然在照顾每个人的基本生活需要，但我试图改变一些长期存在的模式（解决问题），迫使我们之间保持一定距离。我认为莎莉隐约感觉得到。我们紧张的关系是令人精疲力尽的，尤其是现在，DBT 就像灯塔使我看清自己的不良行为模式。

当莎莉看到我在变，她也在变。在过去的几周，我和她有过一些愉快轻松的时刻（很有意思，原谅自己的孩子是多么容易）。这是生活中奇妙的新经历，它通常是由莎莉（她运用新学会的人际交往技能）发起的，她确实克服了她的痛苦（忍耐痛苦技能），因为她学会了相信我正在努力。我为了她审视我的行为，她为了我选择信任我。我们都冒着风险，但最终我们有了这段美好的新感情。我为她感到骄傲，很遗憾我没有跟她再三强调这点。

DBT 治疗的组成部分

理解人和治疗方式的辩证方法不是自以为是的说教，而是在治疗师和患者之间开放和无拘无束的交流。DBT 最根本的理念是改变需求和接纳需求。最终，如果青少年的行为想要有所不同，改变是必须的；而只有当家长理解孩子看问题的角度，改变才会发生。必须接纳事情原本的样子，因为所有已经发生在你孩子身上的一切，都是改变的起点。对于那些不自我认可的患者，DBT 有专门教他们学会认可的技巧。

为了全面综合地了解青少年 DBT，亚历克·米勒博士和玛莎·莱恩汉博士所著的《青少年自杀的辩证行为疗法》是一本必读书。为了贴近本章主题，我将简单概述构成 DBT 疗法基础的技能。

每周个人心理治疗

在个人治疗中，每周一到两次，青少年与治疗师一对一会面，根据"治疗目标金字塔原则"探讨一周内出现的问题。"治疗金字塔"意味着先处理最迫切的行为，然后再处理迫切度较低的行为。因此，自伤和自杀行为是重中之重，一旦解决了这些问题，治疗就会转向处理影响治疗的行为，称为"治疗妨碍行为"，包括错过或推迟治疗、在不恰当的时间段给治疗师打电话，以及不回电话。一旦这些问题也得到解决，治疗将着手处理生活质量问题，如抑郁症、药物滥用和长期旷课。最后，治疗的重点是努力提高患者的生活质量。

团体技能训练

每周，一群青少年 BPD 患者聚在一起，由一名治疗师和一名助理治疗师来传授 DBT 技能。在一对一单独治疗中，患者和治疗师讨论如何把 DBT 技能具体应用到患者的生活中。如果团体治疗不可行，DBT 技能可能由医疗团队里非一对一治疗师传授。我发现，团体治疗更适合青少年患者，他们置身于一个同类环境中，共同的挣扎使他们少了违和感和距离感。

在团体技能训练中，青少年患者学会使用特别的 DBT 技能，这分为以下 4 个部分：

正念。正念是 DBT 的关键组成部分，它是活在当下的能力，并以一种非评判的方式处在当下。对于青少年 BPD 患者来说，这一点非常重要，因为他们中的许多人往往沉湎于过去的悲伤痛苦，或者处于对未来失败的焦虑和恐惧中。未来还没有到来，过去也已经过去了，要让青少年处在当下，教育他们这样做，而不去评判自己。让他们安静地审视自己的思想和感受，而不是被强大的情绪风暴所左右。正念使他们能够平衡强烈的情感和过度的理性，从而达成一种"智慧之心"，即情感和理性的综合。正念的一个实例是，注意到自己在生气而不判断它是好是坏，然后除了自我觉察什么也不做（比如表现过激或避免生气）。

人际技能。人际技能培训包括教会青少年使用有效的 BPD 应对策略来实现他们的需要，比如学会有效地说"不"，以及处理人际冲突。这些技能旨在最大限度地增加他们在特定情况下达到目标的机会，同时不损害彼此的关系，也不损害自尊。这方面的一个例子是学会在必要时说"不"。青少年 BPD 患者经常违背自己的价值观，因为他们不会拒绝那些最终让他们蒙羞和内疚的状况。自信地说"不"是一项可以教给他们的技能。

承受痛苦。DBT 强调并认识到青少年 BPD 患者正经历着深刻的痛苦，但他们必须学会有技巧地承受这种痛苦。痛苦忍耐技能建立在正念的基础上，青少年要学会以非评判的方式接受自己和当前的处境，而不是让事情变得比现在更糟。痛苦忍耐技能教会他们忍耐和熬过生活中的许多生存危机，并接受目前的生活。当青少年学会容忍一段关系破裂而不使情况恶化时，他们就是在运用他们的痛苦忍耐技能。

情绪调节。青少年 BPD 患者通常情绪紧张，不稳定。他们可能会生气、害怕、悲伤、嫉妒、沮丧或焦虑。DBT 情绪调节技能教青少年如何管理情绪，而不是被情绪控制。青少年要学会认识负面情绪，并减少负面情绪对他们的影响，同时建立积极的情感体验。我们会教他们一些技巧，比如相反行动。当抑郁袭来，青少年想爬到床上去，把自己孤立起来，这种行为可能已经成为习惯。因此他们需要做相反的事情，即离开房间、给朋友打电话等可能会改变他们悲伤强度的行为。

电话咨询

这种按需咨询的方式允许青少年患者随时联系他们的治疗师或另一位候命治疗师。在这种下班后的电话咨询中，治疗师被称为"技能教练"，目的是当孩子们遇到现实问题时能为他们提供即时帮助。青少年也需要有人指导他们记住和应用新学到的技能。

与技能教练保持电话联系很重要，这可以给青少年患者提供及时的帮助。人们往往很难准确记住几周前发生的事情，所以在危机发生时处理问题，孩子们可以有效地运用这些技能，以不一样的方式处理面对的情况。这不是治疗疗程，而是简短（10到15分钟）的电话通话。对青少年实行电话咨询的前提条件是，他将在生活中使用教练建议的技能。最终青少年学会整合应用这些技能，并逐渐减少这样的辅导需求。

电话咨询明文规定，青少年在采取自杀或自伤行为前应先打电话；如果青少年已经发生了自伤行动，他或她在自伤后24小时内不能与治疗师进行支持性电话联系（技能指导），当然治疗师给予基本的医疗建议除外（如告诉患者去急诊室）。这一规则的目的，是鼓励和强化患者的适应性处理方式；同时也让患者明白，不当行为是会导致负面后果的。

电话咨询有时也被用来解决治疗过程中产生的误解和冲突，而不是等到下一次治疗才来处理。

一般来说，治疗师可以全天候接听患者电话。但在团队练习中，可能会有一个待命时间表。如果技能教练不是患者的主要治疗师，患者需要知道他是谁。

最初提出"电话咨询"这个概念时，许多临床医生认为他们会被电话淹没。但麦克莱恩医院的情况并非如此。我们还没有发现病人滥用这个系统。事实上，许多病人担心下班后会打扰治疗师而不打电话。我有时告诉病人，如果他们不跟我一起练习应对技巧，哪怕是琐碎的事情，我会暂停下一个疗程。这样做的目的是让他们在真正需要帮助的时候懂得寻求帮助。

对于治疗师的支持

BPD 患者的治疗师每周与其他受过 DBT 培训的同事一同参加治疗师咨询小组会议。会议的目的是为治疗师提供支持，预防治疗师在治疗 BPD 患者的过程中经常出现的倦怠。这些治疗师不同于非 DBT 治疗师，他们必须接受以下关于青少年的假设，这些假设奠定了治疗师的治疗态度：

1. 青少年正在竭尽他们所能。

2. 青少年希望拥有值得活下去的生活。

3. 青少年需要做得更好，获得改变的动力。

4. 青少年必须在相应环境中学习新的行为。

5. 青少年不能在 DBT 训练中失败。

6. 青少年身上的问题未必全都是他们自己造成的，但他们必须去解决这些问题。

7. 患有 BPD 的青少年常常活得极度痛苦。

DBT 对于家庭的作用

我们已经探讨了 DBT 对青少年的作用。但 BPD 不仅影响患者个人，也影响他的家庭和朋友。DBT 中的家庭治疗有助于青少年患者的康复，还能改善家庭关系。

DBT 对个人的治疗针对患者的情感脆弱性，我们之前将其定义为高敏感度（对刺激的快速反应）、高反应性（对刺激的强烈反应）和缓慢恢复到基本的情绪状态。

对青少年来说，如何应对不认可环境也至关重要。这就是为什么患者家人也应该参加治疗，以获得最佳预后的原因。通常，尽管有善良的意图，错误的家庭应对仍会加重患者的不良行为（例如只在患者割伤时才承认患者）。DBT 对家庭的意义，是教给家庭成员如何持续正面强化青少年的有效功能，反过来这又可以强有力地促进改变。

此外，DBT 将教导青少年加强与父母间的有效互动。整个家庭参与其中的重要时机是初始评估期间，这是患者和家属首次接受治疗的时间。临床团队会协调家庭不断参与治疗计划，确定整个家庭将要解决的所有问题。

有趣的是，当我们描述构成 BPD 的行为时，父母有时会意识到他们与自己的孩子有些雷同。有的父母承认他们也有一些 BPD 特点。这并不罕见，研究表明大约 60% 的 BPD 是由家族遗传引起的。当父母意识到自己的痛苦，也常常要求接受个人治疗。

另一种重要方式是整个家庭都参与家庭小组治疗会议，这需要家庭成员的坚定承诺。家庭小组治疗有两种不同的模型：

家长 DBT 支持小组。这些治疗小组支持那些正在进行 DBT 治疗的青少年的父母，并为他们提供 DBT 治疗原则概述。这个小组只针对父母和 DBT 治疗师，不包括其他家庭成员或者青少年 BPD 患者。

这个小组的目的是在青少年及其家庭生活中扩展和维持 DBT 治疗结构，阐明父母如何参与和加强治疗过程，鼓励父母互相交流，分享成功和挫折的经验，帮助孩子改正错误或危险行为。大多数在门诊设置的父母 DBT 支持小组，通常由 6 到 9 对夫妇组成，每周聚会 1.5 小时，持续 6 个月。

多家庭 DBT 小组。家庭互助小组和家长互助小组的区别是，父母之外的家庭成员和患者本人也同时参与。该小组与 DBT 临床医生共同参与治疗和研究的所有方面。这个群体特别吸引人的是，新成员能够看到更多有经验的家庭如何交流、解决问题和演示技能。这样的小组大多由 6 到 9 个家庭组成，在 6 个月时间里每周见面 1.5 小时。

整个过程一般分为两部分。DBT 技能通常在前半期讲授，特别强调家庭关系；后半部分是一个多家庭技能应用小组，家庭成员以协商的方式提出他们关注的问题，小组成员则将 DBT 技能用于解决这些问题。

除了这些小组会议，只要有可能，家长还应与临床小组一起参与预定的治疗回顾。家长必须知道青少年 BPD 患者正在接受什么教育，这样他们才能实施这些策略。

DBT 和大脑改变

我们最近启动了一个广泛的科研项目，研究 DBT 对青少年大脑和行为的影响。研究结果要过几年才能得出，但还有其他的早期研究表明 DBT 会改变大脑。

在 2006 年的一项研究中，医学博士克努特·施内尔想知道 DBT 对情绪调节的改善是否会导致大脑变化，他们分别对 6 名参加过为期 12 周住院治疗计划的 BPD 女性患者做了 5 次 MRI 扫描，随后研究人员将结果与 6 名没有 BPD 的女性患者的核磁共振成像做比较，发现使用 DBT 后有好转的患者，其大脑中与高度兴奋相关的部分（如杏仁体和海马体）活跃度减低。这项研究似乎表明，使用 DBT 的 BPD 患者的大脑发生了变化，导致他们大脑对压力反应过度的那部分活跃度降低，这意味着大脑解决问题的那部分更加活跃。

目前，DBT 疗法为青少年 BPD 患者带来了最大的希望，由训练有素、技术精湛、坚持、富有同情心和灵活的治疗团队提供治疗时，疗效更佳。

第九章

BPD 的其他心理疗法

并非所有青少年 BPD 患者都把 DBT 作为首选，也不是所有门诊或执业者都能提供 DBT。帮助青少年患者改变行为模式是很棘手的，原因至少有以下两个方面：

其一，青少年患者通常觉得，简单地告诉他们要改变是没用的。他们往往觉得自己被误解，也没遇到能理解自己的成年人。在他们看来，治疗师简直看不见他们的问题，也不理解他们的生活是多么悲惨。常见现象是，青少年 BPD 患者在确诊 BPD 之前，他们通常被诊断为抑郁症、对立性违抗障碍、注意力缺陷多动障碍或者其他精神障碍。在经历了多个治疗师束手无策后，他们会觉得"喔，又来了！不会有转机的"，这样的想法会导致他们沉默寡言、不合作、中途退出治疗、偏激行为和自伤等。

其二，忽视青少年对改变和成长的需求，没有积极鼓励他们改变，都有可能导致严重后果。例如临床医生有可能觉察不到他们的失望和绝望，甚至更严重的自杀。

BPD 治疗的难度

治疗 BPD 会面临很多挑战。如果治疗师在私人诊所单独执业，缺乏同行的支持和指导，他面临的困难就会更大。这些挑战包括：

· 青少年 BPD 患者中常见的自伤和自杀倾向，也许是治疗师尤其是新手最害怕的行为。其实，许多这类行为并非有意为之，不是为吸引人注意而做出来的姿态，而是患者让自己摆脱精神痛苦的手段。以我的经验，许多青少年的自杀企图一般都不太致命，而且通常发生在容易被发现的场合。不过，我们也治疗过不少青少年，他们的自杀是靠家人拼命努力和医护人员及时出现才抢救过来的。我治疗过的许多青少年都告诉我，他们会把自杀企图通过打电话、发信息、上网等方法通知朋友。尽管如此，每一个自杀企图都可能是致命的，都需要认真对待。

· 另一个值得关注的问题是被抛弃感。通常青少年患者一旦感到被治疗师理解，就忍受不了对治疗师离开的担忧。例如，如果治疗师去度假，他们可能会自杀。这种担忧会给治疗师造成很大压力，治疗师有时不得不把患者转介给其他同行。于是患者最坏的担忧发生了：他们真的被抛弃了。

· 当患者和治疗师亲近，他们会敞开心扉诉说自己，这时，他们可能渴望更亲近治疗师，对治疗师更依赖，甚至要求治疗师给他们更多的陪伴。

不过，由于这些患者以前曾经历过被抛弃、被虐待，或者只是主观上感觉被抛弃，他们对亲近的需求就往往难以得到满足。当他们在治疗师那里不能获得这种亲近感，或者仅仅是担忧被抛弃，他们就会开始疏远治疗师。治疗师通常会被这种依赖与疏远（包括耍脾气、憎恨和诋毁治疗师）弄得十分倦怠。

· 另一个难题是，共病抑郁症的 BPD 患者通常对药物没有反应。在青少年 BPD 患者中，抑郁往往如影随形，他们很容易纠结生命的意义；当他们发现生命毫无意义时，会变得沮丧和无望。典型的抑郁症有嗜睡、没胃口、精力不足等症状，但青少年 BPD 患者伴随的症状不一样（当然典型的抑郁症状也会同时发生）。治疗师在坚持治疗这类患者时，不得不忍受他们持续多年的深深的抑郁。

DBT 以外的治疗方法

如何定义治疗和康复是很重要的。最近，我的一位朋友是 BPD 群体和同龄人帮扶计划的热心支持者，他刚从 BPD 中康复，他在电邮中写道：

> 称我为梦想家吧！我梦想有一天，接受 BPD 治疗的人能参与判断治疗是否有效。临床医生所定义的康复，未必是达到值得过的生活状态。如果任何一个疗法想要声称达到康复效

果，让 BPD 患者和家人来提出康复标准是有益的。只有当我们就康复标准达成一致，治疗结果和目标才能更明确。患者康复动议已经在设计评估工具，用于检测信心、康复能力和回归社区的程度。我认为这些方面的康复与行为控制一样重要。

BPD 患者不再自伤或暴怒，并不意味着他或她治愈了，整体、完整和信心等议题才是健康的组成要素，BPD 康复标准也是如此。

研究人员正在测试是否有新的疗法比现有标准疗法更有效。例如，他们比较了新疗法（如 DBT）与惯常疗法，它们是门诊或专科在正常条件下所做的各种治疗。针对 BPD 的新型疗法有以下几种：

STEPPS 疗法

STEPPS 属于"认知—行为"技能训练法，是指情绪可预见性和问题解决系统训练。在这种疗法看来，BPD 是一种情绪和行为控制的异常。1998 年，STEPPS 疗法创立于荷兰，并很快被用于BPD 的治疗。2006 年的一项研究指出，这种疗法得以快速传播，原因是其治疗手册方便使用、疗程短（仅 20 周）、注重治疗团队的简易能力训练。这种疗法还很快被改良用于其他领域，例如针对青少年的治疗项目。

爱荷华大学医院的南希·布卢姆（Nancy Blum）把 STEPPS疗法的最初版本作了改良，目标人群是患者及其亲密朋友、家庭成员和治疗医生，旨在为他们提供共同语言以便于清晰沟通，并训练控制 BPD 的技能。在这个疗法中，患者学习管理情绪和行为的技能，而被患者称为"支持团队"的关键的专业人士、朋友和家庭成员，则同步学习如何正面强化患者新学会的技能。

STEPPS 项目包含了两个阶段共 20 周的基本技能小组课程，以及每月两次、为期一年的进阶小组课程。

认知行为疗法

认知行为疗法是一种心理治疗方法，强调认知在人们情绪和行动中的作用。其目标是识别负面的或者破坏性的信念和反应模式，然后帮助患者改变这些模式，以更有效的反应模式取而代之。CBT 被认为是见效最快的心理疗法，治疗师一般建议平均 16 个疗程。相形之下，精神分析法则需耗时多年。

例如，希拉是一位 18 岁的女孩，她因为滥药的男友离去感到被抛弃而抑郁。CBT 治疗师认识到希拉发病的导火线是男朋友的离去，使得她坚信自己不值得爱，进而抑郁。

认知行为疗法首先要找出非理性信念。治疗师会和希拉一起以实事求是的态度，重新解构或解读她的经历，在此过程中找到证据，以此为基础来挑战她的负面信念，这就帮助希拉形成了理性的信念和健康的应对策略。

从以上例子可见，CBT 治疗师能够帮助希拉认识到，并不是她必须靠拥有这个男友来证明她惹人喜爱。重要的是让她意识到，她值得拥有一个男朋友，而并非现在失去了男朋友就变得一文不值。如果希拉认识到恋爱不成功并不代表她作为一个人的失败，也许男友的离开让她失望，但这并不是一个灾难性事件。希拉可能会因此伤心或者失望，这是健康的负面情绪，会让她思考下次该找什么样的男朋友，而不会让她陷入抑郁。

精神动力学疗法

精神动力学疗法（psychodynamic therapy）是对所有将潜意识带到有意识的认知层面的治疗方法的总称。这类疗法基于一个假设：每个人都有潜意识，而一个人深藏在潜意识里的感觉、记忆和联想通常太痛苦，以致不太愿意去触碰，因此在心理上形成防御，以使这个人免于直面这种痛苦。防御的一个形式是否认，即一个人拒绝承认别人看起来很明显的事情。典型事例就是酒鬼否认自己酒精上瘾。如果这种防御让一个人招架不住，心理问题如抑郁症就会出现。精神动力学疗法就是深挖一个人的过去，寻找到他过往经历所造成的痛苦，然后打开它，在一个安全的氛围里把它表达出来。

许多非精神动力学疗法治疗师都对这个疗法持保留意见，认为仅仅挖掘痛苦就可能要花好多年时间，这意味着在问题最终得到解决前，患者可能被"套牢"在治疗中。而且，因为这种治疗背后的原理是理论性的，很难对它作实证研究；再则，由于不清楚每位精神动力学治疗师的方法是否一致，所以其效果很难评估。

不过，近年出现了越来越多的关于精神动力学疗效方面的研究，大部分来自彼得·方纳吉（Peter Fonagy）教授和安东尼·贝特曼（Anthony Bateman）博士。贝特曼博士提出改良精神动力学疗法的主张以推进其成功应用，他认为，寻找患者抗拒痛苦感觉的源头不重要，更重要的是用一种合作、有架构、有组织的治疗理念，去处理治疗期间难免出现的行为和情绪冲突。

将精神动力学疗法应用于 BPD 治疗是有效的。许多青少年 BPD 患者渴望有人理解他们的麻烦和人际关系问题，所以容易接受这种疗法。而且，一旦他们学会了更好地控制情绪和反应的技能，他们就能更好地直面过去的问题。精神动力学疗法还适用于拒绝 DBT 疗法、只愿意接受"对话治疗"的青少年。

心智化治疗

心智化治疗是一个让彼此之间和自己都觉得合情合理的过程。具体来说，就是我们理解与别人互动的过程。BPD 患者往往不能理解别人的行为和意愿。

我们每个人通常都认为，我们在自己和别人心目中的形象都是稳定的。但 BPD 患者由于无法信任早期的人际关系，所以不确定自己的感觉是否真实。如果一个孩子伤到自己，照顾者对这个孩子受伤的反应每次都不一样，那么这个孩子就不知道下一次能期待什么，久而久之就不知道该如何感觉。想象一下，如果一个孩子伤心时，某些情形下父母安慰他；另一些情形下父母对他大声嚷嚷，叫他不要伤心；而在另一个场合，父母只是不管他，那这个孩子如何能知道他内心的感受是否真实？你指望他学会期待什么呢？

MBT 疗法就是通过让青少年把情绪表达出来，帮助他们建立稳定的自我认识。这种疗法需要达到某种平衡，感情既不能太强烈也不能太冷漠，因为 BPD 患者对人际互动极度敏感。MBT 治疗师必须意识到治疗过程难免会引发焦虑，从而触发患者童年期的不稳定性。这样就会导致强烈的情绪，丧失对治疗师意图的正确理解。探索治疗期间患者的情绪变化是这种疗法的关键，这样就能指导他们如何在类似情况下调节控制自己情绪。

家庭治疗

家庭治疗（family therapy）是在同一个治疗时段里治疗多位家庭成员的疗法，它已经成为青少年治疗的一个关键部分。其理论依据是，个体行为受与之互动的家庭成员的影响和维持。

家庭治疗有两个目标：提高家庭成员对 BPD 的认识以及治疗家庭成员。这两个目标的达成有助于青少年 BPD 患者感到被理解。家庭治疗的核心内容包括教育、沟通、强化适应行为和提高合作解决问题的能力。

我们在麦克莱恩医院的家庭治疗中探讨 BPD 特征时，有的家长会意识到自己也有 BPD 症状而要求接受治疗。这反过来又鼓励了一些青少年继续接受治疗，因为他们看到家长也得到了帮助。而且这些接受治疗得到改善的家长，与家人的关系也有所好转。

在家庭治疗过程中，治疗师应该留意患者和家长间的非语言交流细节，如果发现有任何不妥当的互动，治疗师必须及时指出。

家长技能训练小组是一种特别形式的家庭治疗。对于那些因孩子的极端行为而苦苦挣扎的家庭，这种小组为家人提供了支持和帮助，还可针对有时失调的环境，指导家庭成员如何树立和强化适当的行为。

人际心理治疗

人际心理治疗（interpersonal psychotherapy，简称IPT）是一种短期的、高度结构化的专注于人际关系范畴的心理治疗。当患者的主要问题是人际关系（无论是数量和还是质量上）糟糕时，可以用IPT治疗，通常疗程持续12—16周。

在IPT治疗中，患者和治疗师主要关注患者现有的人际关系以及与治疗师的关系。他们会一起找出影响关系的不良模式。借用治疗师与患者之间的关系，治疗师从中发现有问题的互动和行为模式，以此为依据，为进一步指导患者处理人际关系打下基础。由于IPT能够帮助培养社交技能，一些临床医生相信，这种疗法能使BPD患者受益，因为他们的主要问题就是人际关系缺陷。

支持性心理治疗

支持性心理治疗（supportive psychotherapy）目前在个人心理治疗中应用最广泛，它强调医患关系、环境干预、教育、忠告和建议、鼓励和表扬、设定限制和禁令，以及在增强患者适应性防御、勇气和才华的同时，削弱其不良防御。

支持性心理疗法需要积极地聆听和帮助患者走出绝望。治疗师必须帮助患者设定有意义的计划和目标，患者需要相信，心理治疗师有能力解决他们的绝望，并坚信自己能康复。一旦患者建立了对治疗师的信任，他们就会把治疗过程的体验广泛应用于生活中。这个疗法的目标是让患者最终学会通过健康的自我倡导来满足自己的需求，而不是使用"操控"行为。

《揭开边缘性人格障碍神秘面纱》一书的作者罗伯特·弗雷德尔（Robert Friedel）医学博士，是支持性心理疗法的强力推行者。但正如任何形式的治疗一样，督导机制是必要的，特别是对于经验不足的治疗师。

认知分析治疗

认知分析治疗（cognitive-analytic therapy，简称 CAT）是通过患者与治疗师合作的方式，认清在不同环境下患者的不同行为方式所表现出的自我状态。通常我们都有自我状态，整合起来就是自我身份认同。但 BPD 患者做不到这点，他们和不同的人在一起或处于不同状况下，其表现通常会很不一样。

CAT 疗法的理论基础是：由于父母的养育方式有缺陷，导致患者无法整合自我状态在不同状态之间快速切换，从而造成人际交往时行为不稳定。CAT 的理论假设是，仅仅因为患者的选择很有限，才会养成固化的、很不健康的行为模式。以下例子就很好地阐明了这个看法。

18 岁的凯西是一位 BPD 患者，从小到大几乎都在州政府监护中度过。过去 6 年，她生活在一个寄宿之家。她在被收入我们病房时说，她大部分时间都感到孤独，这种孤独感在与人（大部分是陌生人）性交时能暂时舒缓，但只维持很短时间，而后导致更深的孤独。按照 CAT 理论，这种行为模式让凯西能在寄宿之家得以生存，那里工作人员和孩子们来来去去，人与人之间的依恋来得快去得也快，这样的环境极大地妨碍了她与工作人员之间建立亲密的友谊。现在，她已过上了"正常"的生活，但还在继续沿用快速和浅薄的交往或绝交模式，导致她与同样不在乎的人形成肤浅的关系，结果就是孤独。CAT 治疗师会通过帮凯西认识到她自己的不良行为模式，并在治疗中反复练习来改变这些模式。

基模疗法

基模疗法（schema therapy）是哥伦比亚大学杰夫瑞·杨（Jeffrey Young）博士开发的一种比较新的 BPD 疗法。杨博士把基模定义为"涉及自己与别人关系、起于童年期并随着一生发展、很大程度上不适性的思维和行为模式"。换句话说，就是自我毁灭的生活模式。

基模理论认为，早期模式起源于童年负面的经历。例如，童年被父母疏远或冷漠对待的患者，会进入一段不能满足的亲密关系中。因为个人需求得不到满足，就会很生气。这种愤怒有一部分是合理的，另一部分则是对童年得不到满足的过度反应和回应。在基模治疗中，治疗师和患者先一起讨论，找出患者早年形成的行为模式，接着通过认知重组、行为和体验技术、探讨治疗师与患者关系议题等方法，改变患者的行为模式。

基模治疗师极富同情心地看待患者，理解患者的需求，他们为脆弱的患者充当了"好父母"。通过治疗师的"有限的再生父母式的养育"，BPD 患者形成坚强的、健康的模式，去管控自己强烈的情绪和多变的性情。

电痉挛疗法／电休克治疗

电痉挛疗法又称电休克疗法（electroconvulsive therapy，简称 ECT），是用一定量的电流通过患者脑部，人为引发癫痫的疗法。它通常用于抑郁症和其他情绪障碍。ECT 有时用于治疗共病抑郁症的 BPD 患者，虽然研究表明它对缓解症状并不是很有效。

在 2004 年的一项研究中，研究人员提出 30%—80% 的重度抑郁症患者在一生中有可能被诊断出共病人格障碍，而 50% 的 BPD 患者在某个时间点都有可能经历重度抑郁症。研究人员进一步提出，共病人格障碍的抑郁症患者对普通抗抑郁药物没有反应，且会遭遇频繁复发。

对于所有抗抑郁药都无效的患者，ECT 通常是被考虑的治疗方案。在 2004 年，这个研究的研究人员还发现，共病 BPD 的抑郁症患者对 ECT 的反应不如没有共病 BPD 的抑郁症患者。正如其他治疗方法一样，共病 BPD 的抑郁症治疗起来更加棘手。因此，虽然 ECT 也用于这些病例，但不能期望有很大的起色。尽管如此，我还是建议病人使用 ECT 疗法，毕竟一些病人的症状还是明显改善了。关于 BPD 患者是否使用 ECT，还需要做进一步的研究。

日间住院治疗

日间住院治疗（partial hospitalization）是指青少年患者住在家里，不过每周必须去治疗中心呆 3—7 天，疗程持续 1—3 周不等。在 1999 年的一项研究中，方纳吉和贝特曼研究了接受精神分析治疗的 BPD 患者，将日间住院一组与普通精神科照顾一组作对比，疗程 18 个月。研究人员监测的指标有：自杀和自伤频率、住院次数和时间长度、精神病用药情况、自报忧郁状况、焦虑、痛苦、人际交往能力和社交适应性。

研究发现，日间住院患者各项指标有所改善，包括抑郁症状缓解、自杀想法和尝试减少、自伤减少、住院时间减少、社交和人际关系改善。这些改善在第 6 个月出现，且持续到疗程结束。对比之下，接受普通精神科治疗的一组在同样时间内表现出的变化有限甚至恶化。研究人员因此得出结论，对于 BPD 患者，日间住院治疗胜于普通精神科治疗。

寄宿治疗

某些青少年 BPD 患者的行为或情绪有问题，需要接受家庭之外的系统性安置处理。寄宿治疗机构提供 24 小时咨询和治疗服务，配有训练有素的工作人员（包括精神科医生、心理医生、护士、社工和精神健康咨询师）。通常，青少年患者的家人尝试了所有的方法都无效后，才会把他们送到寄宿治疗机构。如果寄宿治疗需要延长时间（4 个月或更长），就称为长期寄宿安置；如果时间比这短，则称为短期或紧急寄宿安置。正如很多治疗师所认为的，当家庭成员也参与家庭咨询时，寄宿治疗才能达到最好效果。

我们麦克莱恩医院的寄宿治疗专区自 2007 年起收治青少年 BPD 患者。有些患者虽然完成了所有疗程，但仍然挣扎于自伤的冲动和紧迫感中，年幼些的患者更明显，他们不成熟的大脑还需要更多时间得到发展。在这种情况下，我们有时会转介这些年纪小的患者去寄宿治疗中心（RTC），那里的寄宿治疗服务可以持续一年或更久，同时还提供学校课程。这类寄宿中心不光面对 BPD 患者，也为有其他各类精神健康问题的人提供服务。

寄宿治疗有很多优势，比如一位员工可能会被患者评判为绝对好或绝对坏，或者被认为有越界暴力问题（即员工逾越病人—治疗师之间合适的肢体关系），训练有素和经验丰富的工作人员则不那么容易陷入两极化认知境地。

住院治疗

将 BPD 患者收住入院是一个选择，但长期的住院治疗既不可行也不推荐。越来越多的研究表明，应该尽量减少 BPD 患者住院。

加拿大精神专家乔尔·帕里斯（Joel Paris）博士明确指出，总体来说，大多数 BPD 患者没有必要住院，甚至可以说住院的帮助不大。一篇 2004 年的研究文章探讨了住院对于有慢性自杀倾向的 BPD 患者的作用，作者帕里斯认为，虽然 10% 的患者最终自杀身亡，但自杀结局是无法预判的。他指出，住院并不能证明可以预防自杀，而且还会有负面效应，例如孩子们意识到只要他们说想自杀就可以离开家，从而避免承担因不良行为造成的恶果。

另一个问题是，青少年会从住院的其他孩子身上学会更多的自伤行为。帕里斯进一步指出，日间治疗比住院治疗更有效，而且慢性自杀倾向在门诊能得到更好处理。

虽然住院治疗不能预防自杀，有些情况还是要考虑收住入院，比如当患者的自杀想法发展到有计划地去实施，或者自伤行为需要医疗介入时（如肌腱断裂、深度割伤导致失血过多，或自伤行为加上服药过量自杀）。当 BPD 患者的重度抑郁症发作或严重滥药时，就要特别考虑住院治疗。

住院治疗并不能预防青少年 BPD 患者自杀。一旦有自杀倾向者要出院，出院前必须对患者生活中的生物社会因素谨慎评估。玛莎·莱恩汉博士曾经泄气地说，对 BPD 患者来说，最好的医院应该是"脏、暗，床很硬，食物很难吃，没人跟他们说话，也没人来探访"。这样做的目的是避免强化他们住院的愿望，因为有的患者可能很讨人喜欢，很受工作人员喜爱。有的 BPD 患者为了得到他们喜爱的工作人员的关注，甚至还会争取住院机会。

数据表明，有自伤和自杀倾向的青少年 BPD 患者更偏爱 DBT 疗法，但它绝不是唯一可行的疗法。灵活的治疗师应该博采各家之长，而不受限于某种疗法，特别是当这个疗法行不通时。目标只有一个：帮助青少年患者康复。

第十章

药物治疗对青少年 BPD 患者的影响

对于 BPD，没有简单的答案或快速的解决方案。医生经常开处方药，药量还不小，但疗效甚微，研究文献和临床实践都可证实这点。而且在大多数情况下，家长也留意到，药物治疗对孩子帮助不大。以下邮件可以代表许多 BPD 青少年患者家长的心声，其中充满了沮丧与无助。

我的女儿 14 岁，是康涅狄格州一所公立高中的一年级学生，目前在一家青少年精神病院住院，主诊医生是一名儿童与青少年精神科医生。这是她第 8 次住院。3 年多来，她因为抑郁症、躁郁症、焦虑症和多动症等病症接受治疗。自第一次住院，她吃过包括丙戊酸钠、艾司西酞普兰、思瑞康、盐酸氟西汀、左洛复、阿立哌唑、可乐定、利他林、海拉明、曲唑酮以及其他许许多多我不记得的药。她目前同时服用 5 种不同的药。她现在的诊断是 II 型双相情感障碍共病边缘性人格障碍。

我感觉 3 年的治疗进展甚微。她的精神科医生一直纠结于她的诊断，我认为医生的诊断已经偏向于边缘性人格障碍，因为没有一种药符合诊断条件，因此不能见效。

她的叔叔患有双相情感障碍，但他多年接受锂盐的治疗，效果良好。10年前，我自己因为抑郁症住院治疗，坚持服药1年之后停药，目前一切都很好，除了操心女儿。

我的问题是：还能有其他药物可以使用吗？

答案是，药物治疗只是针对青少年BPD患者的复杂解决方案的一部分。医生如果开处方药，必须有清晰的理据，而不是不顾一切地乱试。

为什么用药？

为BPD患者开出处方药物有两个原因。第一个原因是，BPD有情绪症状和冲动表现，有时药物会对某些情绪障碍有作用。治疗BPD的一个重要原则是让青少年冷静下来，以便学习和使用解决问题的技能。如果药物能减少冲动，提高注意力，降低抑郁程度，便可能有利于青少年集中兴趣和足够的专注力来参加治疗。

精神科医生为BPD患者开药的第二个原因是，BPD经常伴随其他共病，如焦虑、抑郁和双相情感障碍等，而这些疾病对药物治疗是有反应的。

为了更明确地指出药物在BPD治疗中的作用，美国心理学会于2001年发布了一份治疗边缘性人格障碍患者的实践指南。它指出心理治疗是 BPD 的主要治疗方式，但也建议针对一些特定症状使用药物。美国心理学会声明：

> 药物疗法用于治疗急性失代偿期的症状（即不稳定行为）以及性格缺陷。边缘性人格障碍患者表现出来的症状通常有三种行为特征——情感调节障碍（即情绪症状）、冲动行为失控（即冲动）以及认知—知觉困难（即偏执）。某些药物对这些问题有针对性。

对于与情绪相关的症状和冲动，APA 建议使用抗抑郁药、抗焦虑药、情绪稳定剂，以及作为最后手段的电休克疗法。对于偏执狂、幻觉和精神分裂，APA 推荐低剂量的抗精神病药物。

然而，APA 是针对 BPD 成年患者提出这些建议的。当涉及儿童和青少年，精神病药物的使用越来越受到审视和争论。有关过量使用兴奋剂来治疗多动症、某些抗抑郁药会增加自杀念头，以及对某些精神疾病使用未经批准的药物等问题已经引发了争议，而高剂量——通常还多药并用——对青少年大脑发育的影响也已引起特别关注。

许多青少年来我们这里接受治疗之前，已经使用或者尝试使用多种药物。我们很少看到药物有效的病例，但副作用有很多，比如，体重增加、痤疮、思维迟钝和呆滞。不过，有时确实需要调整药物来优化治疗，用尽可能低的剂量来治疗一些症状是最理想的。

根据不同的情况，患者在开始服用某些药物前可能需要停用之前的药物。过快停用某些精神类药物会引起某些症状，包括极度恶心、焦虑、失眠、躁动、肌肉反应等，甚至会出现奇怪的行为。

在使用轻度镇定剂和镇静剂的情况下，突然停药甚至可能危及生命，例如癫痫突然发作。突然停用选择性血清素再吸收抑制剂如百优解，可导致严重的流感样症状，如头痛、腹泻、恶心、呕吐、发冷、头晕、疲劳和失眠。此外，还有可能出现焦虑、注意力不集中、梦境生动、人格解体、易怒和产生自杀念头等问题。这些症状持续1到7周不等，并且强度不同。患者和家属应在决定停止服用任何处方药之前咨询医生。

孩子如何服用药物

接受处方药物治疗的青少年需要持续服药，突然改变会导致严重的停药副作用。

然而，说服青少年服用药物是很困难的。我列出了他们不愿服药的6个主要原因：愤怒、副作用、冲动、叛逆行为、对治疗的消极态度和药物滥用。他们可能因为自己有精神疾病而生气，也可能因为和父母生气而拒绝服药以示抗议。由于难以忍受一些副作用如痤疮、体重增加、精神迟钝、镇静，他们可能会冲动地决定不再服用药物，或者只是想违背父母的意愿。许多青少年可能因为过往不成功的治疗而对任何治疗都持否定态度。最后，在某些情形下，滥用酒精和其他药物有意无意地取代了处方药的使用。

当父母和青少年就以下4件事达成一致时，他们对治疗（包括药物治疗）的依从性就能达到最好：用药目的、谁负责管理药物、对药物使用说明以及药物有效性的理解。青少年对自己所患疾病的了解有助于其配合治疗。此外，他们与家人开放、诚实和彻底的沟通也至关重要。

有趣的是，由于互联网的存在，父母和青少年都可以获得大量信息。一些网站讨论每一种可能的副作用，即使这些副作用在临床实践中并不常见。父母和青少年可能会问一个个具体的问题，处方医生必须意识到"太多的知识"可能会阻碍服药依从性。

用于治疗 BPD 的用药

至今美国联邦药品管理局（FDA）尚未批准任何用于治疗青少年 BPD 的药物。在这一节，我们将讨论经过研究可用于治疗 BPD 的药物，尽管这些研究只针对 BPD 成年患者。

抗精神病药物

一些抗精神病药物已被用于治疗 BPD，它们最初是用来治疗精神分裂症的。

奥氮平（奥氮平片　Zyprexa）

这种非典型抗精神病药被 FDA 批准用于治疗精神分裂症、双相情感障碍的急性躁狂发作、与精神分裂症和双相情感障碍相关的躁动，也用于双相情感障碍和精神抑郁症的维持治疗。

研究表明，奥氮平可以减少 BPD 患者的焦虑、偏执、愤怒、敌意和人际敏感（人际敏感指对别人的感知、判断和反应的准确性与恰当性，BPD 患者有时对人际关系过度敏感，他们会过度判断情况，比如感觉没有人爱他们，或者别人在谈论他们）。然而，尤其对青少年来说，使用奥氮平的一个担忧是它会导致体重显著增加，甚至超过其他非典型抗精神病药物（非典型抗精神病药物相较于典型抗精神病药物而言副作用较少）。青少年 BPD 患者本来就对自我形象感觉不佳，没有什么比体重增加更糟糕的了。这就是为什么我从来不给青少年 BPD 患者开奥氮平的原因。

喹硫平（思瑞康　Seroquel）

喹硫平作为另一种非典型抗精神病药物，已获得 FDA 批准用于治疗精神分裂症、双相情感障碍的急性躁狂和与双相情感障碍相关的抑郁发作。喹硫平还未被 FDA 批准用于其他用途，医生们开出喹硫平处方用于治疗创伤后应激障碍、酗酒、强迫症和焦虑症，还将其作为镇静剂治疗睡眠障碍（当医生针对某些病症开出的药方未被 FDA 批准使用时，被称为"非标签使用"）。这种做法不仅在精神科很普遍，在整个医学界也很普遍。

研究表明，喹硫平对治疗 BPD 患者的情绪低落、焦虑和攻击性是有效的。我发现喹硫平对一些青少年 BPD 患者有降低焦虑的作用。焦虑经常困扰着青少年，但抗焦虑药物——如苯二氮卓类药物氯硝西泮（Klonopin）——也有自身问题。这些药物有潜在的成瘾性，对于患有 BPD 的青少年来说，药物成瘾是一个问题。

阿立哌唑（安律凡　Abilify）

这是 FDA 批准的另一种非典型抗精神病药物，用于治疗精神分裂症和与双相情感障碍相关的急性躁狂和混合性发作。研究表明，阿立哌唑可降低 BPD 患者的抑郁和愤怒情绪。

利培酮（维思通　Risperdal）

这种非典型的抗精神病药物通常用于治疗精神分裂症和其他精神病性症状，也可用于双相情感障碍的急性躁狂发作。FDA 已经批准它用于治疗与自闭症相关的易怒症状，包括 5 至 16 岁的儿童和青少年对他人的攻击性、故意自残、发脾气，以及情绪上的喜怒无常。对 BPD 患者的研究发现，每天平均服用 3 至 4 毫克利培酮，会显著降低攻击性，总体上也会减轻抑郁症状。

正如所有药物一样，抗精神病药物也有副作用。FDA 要求所有非典型抗精神病药物的制造商都要在说明书上附加血糖和糖尿病风险警告。此外，这类非典型抗精神病药物还可能引起血液中脂肪水平增加，一些药还会导致体重大幅增加。

这组药物副作用尤其令人担忧，因为其中两种副作用（受损的葡萄糖代谢和肥胖），加上血液中的高甘油三酯构成了所谓的代谢综合征，从而可能增加心血管疾病的风险。数据表明，利培酮可能比其他一些非典型抗精神病药物更容易引起不良代谢问题。

抗抑郁药物

在过去几年，媒体报道主要集中于儿童抗抑郁药物的使用。下面是 FDA 一个典型的警告，要求抗抑郁药物制造商在药物说明书上标识以下信息：

抗抑郁药物用于治疗多种疾病，包括抑郁症和其他精神／情绪障碍。这些药物可以帮助防止自杀的想法／企图，并提供其他重要的益处。然而研究表明，一小部分人（尤其是儿童和青少年）因为某些状况需服用抗抑郁药物，可能会出现抑郁加重、其他精神／情绪症状或自杀念头／企图。因此，向医生讲明抗抑郁药物的风险和益处是非常重要的（尤其是对儿童和青少年），即使治疗不是为了针对某种精神／情绪状况。

对SSRIs类药如百优解（Prozac）和其他抗抑郁药的临床试验表明，患有重度抑郁症、强迫症和其他精神疾病的儿童和青少年服用抗抑郁药，有自杀想法的平均风险为4%，是服用安慰剂（糖丸）对比组的两倍。顺便声明一下，试验中未发生自杀案例。

FDA要求所有类型的抗抑郁药都应包括以下黑盒警告：

用抗抑郁药物治疗青少年MDD（抑郁症的一种类型）和其他精神疾病时，会增加患者自杀想法和行为（自杀倾向）风险。任何考虑在儿童或青少年身上使用抗抑郁药物的人，都必须在自杀风险增高和临床需要之间作出权衡。对开始接受治疗的患者必须密切观察其是否恶化、产生自杀倾向或不寻常的行为。应该建议家属和护理人员密切观察病人，保持与处方医生沟通。

FDA要求制造商在药物说明书上标明，该特定药物是否被批准用于任何儿科适应症；如果被批准，要说明是哪种适应症。

尽管我发现抗抑郁药有引发自杀念头的风险，但我也发现，当服用这类药物的初始剂量远低于制造商建议的剂量时，大脑化学变化的速度似乎会减缓，这可能会减少情绪波动和自杀倾向。诚然，开始阶段服用低剂量可能意味着治疗需时更长才可达到疗效，但这肯定比无法抗拒自杀倾向要好。

选择性血清素再吸收抑制剂（SSRIs）

过去，由于老式抗抑郁药有潜在的致命副作用，研究人员寻求那些既能保持疗效又能摆脱更麻烦副作用的药物。SSRIs 因此被开发出来，是现在最常用的抗抑郁药。它们的工作原理是阻止血清素从突触重新被摄取进入神经系统，从而增加突触中可用的血清素的数量。SSRIs 包括氟西汀（Prozac）、舍曲林（Zoloft）、帕罗西汀（Paxil）、氟伏沙明（Luvox）、西酞普兰（Celexa）和艾司西酞普兰（Lexapro）。

研究表明有两种 SSRIs 类药物特别适用于 BPD 的治疗：氟西汀和氟伏沙明。氟西汀可用于治疗抑郁症、躯体变形障碍、强迫症、神经性贪食症、经前焦虑障碍和惊恐障碍。与其他 SSRIs 类药物相比，氟西汀有很强的提神作用，这有时会导致在我们这里治疗的青少年更易怒。氟西汀已被证明可以减轻 BPD 患者经常出现的慢性烦躁（抑郁）和冲动性攻击。

氟伏沙明可用于治疗强迫症，以减少持续的、非自愿的想法和不断重复的冲动（如不停地强迫洗手、计数和检查）等严重影响日常生活的状态。虽然它不被批准用于抑郁症或暴食症，但对这两种病症有时是有效的。研究表明，与安慰剂（糖丸）相比，它能长期减少快速情绪变化，但不能减少冲动或攻击性。在前一章，我们研究了下丘脑—垂体—肾上腺（HPA）轴，这是一组处理人类压力的神经和激素，在遭受虐待或经历过创伤的人体内非常活跃。研究表明氟伏沙明可降低在儿童期持续受到虐待的 BPD 患者的 HPA 轴过度活跃状态。

三环类抗抑郁药

三环类抗抑郁药是通过阻止神经细胞对去甲肾上腺素、多巴胺或 5 - 羟色胺等神经递质再摄取或重新组合而起作用的药物。有关抑郁症的神经递质理论认为，这些化学物质在大脑中含量很低。一般来说，神经细胞释放出的神经递质，要么被分解，要么被带回神经细胞内重新组合后再被使用，这个过程被称为再摄取。通过预防或阻止再摄取，更多的这类化学物质存留在大脑中，从而可以对抗化学物质偏低引发的抑郁。三环类抗抑郁药包括阿米替林、去甲三嗪、地西普拉明和亚米普拉明。

这类药物对治疗抑郁症效果很好，但由于其潜在的副作用，目前很少作为首选抗抑郁药使用。这些药物会导致膀胱问题、便秘、口干、性问题、视力模糊、头晕、嗜睡和体重变化。更严重的是，它们会导致心脏跳动和节律异常。当服用过量或用于应对自杀企图，它们有可能迅速导致心脏骤停而死亡。

咪普拉明是一种古老的抗抑郁药，也被用于治疗儿童注意力缺陷障碍和尿床。由于其副作用，现在已经很少用于儿童精神病症。

然而，咪普拉明已用来研究儿童 BPD。在 1981 年的一项研究中，作者回顾了 3 位 BPD 患儿的病史。之前对这几位孩子实行住院强化治疗收效甚微，直到加入咪普拉明，患儿才在同伴互动、治疗依从性和奇怪行为方面有了实质性的改善。

情绪稳定剂／抗癫痫药物

这类药物已被批准用于情绪失控和减少癫痫等疾病的发作。然而，有时医生会给 BPD 患者开这类药。

双丙戊酸钠或异丙戊酸钠（Depakote）

这类药物已被批准用于治疗与双相情感障碍相关的躁狂发作。躁狂发作是指情绪持续升高、膨胀或易怒的一段特殊时期，症状包括说话太快、运动过度、睡眠需求减少、思绪纷乱、判断力差。这类药物也可以治疗癫痫和偏头痛。

2002 年的一项研究发现，双丙戊酸钠是一种安全有效的治疗女性 BPD 和 Ⅱ 型躁郁症的药物，可显著降低易怒和愤怒、人际关系的暴躁和冲动攻击性。常见的副作用有疲劳、头晕、胃部不适、呕吐、颤抖、脱发和易怒。30% 到 50% 的患者服用双丙戊酸钠后体重增加，这是一个问题，但运动和低卡路里饮食可以帮助控制体重。

大部分上述副作用是令人讨厌的，不过青少年患者停药或适应后，这些副作用会消失。也有一些罕见副作用需要引起关注，如虚弱、乏力、面部浮肿、食欲不振、呕吐、眼睛或皮肤发黄等，预示着有严重的肝脏问题。其他严重问题还包括腹部疼痛、胃部不适、呕吐或食欲不振，可能意味着严重的胰腺问题。最后，可能出现容易瘀青、鼻出血以及其他异常出血，提示血液系统存在严重问题。

托吡酯（妥泰 Topamax）

这种抗癫痫药物只被批准用于治疗癫痫病及癫痫发作。在精神病领域虽然未获批准，但它也被用于治疗双相情感障碍的情绪快速变化（每年 4 次或以上的躁狂或抑郁发作）、混合型双相情感障碍和创伤后应激障碍。它也被成功用于遏制由其他精神药物引起的暴饮暴食。与其他情绪稳定剂不同，托吡酯似乎不会导致体重增加，实际上还可能导致体重减轻。

托吡酯已被证明在治疗女性 BPD 患者的愤怒方面是安全有效的。与安慰剂相比，托吡酯还可能导致 BPD 患者体重显著下降。这点值得一提，因为精神科使用的许多药物都会导致体重显著增加。

托吡酯的主要副作用是行动迟缓、记忆力减退（上学的青少年尤其要关注，在一开始就用高剂量或者突然增加药物剂量时记忆损失更普遍）、疲劳、困惑、嗜睡、肾结石，大约 1% 的患者会产生这些副作用。

拉莫三嗪（拉莫三嗪 Lamictal）

这是一种 FDA 于 2003 年批准用于治疗双相情感障碍的抗惊厥药。由于其相对温和的副作用，精神科医生越来越多使用它。它也被用于某些严重抑郁症和创伤后应激障碍患者，尽管尚未被批准。研究表明，服用拉莫三嗪的双相患者，其 BPD 和双相症状均有所改善。

大约十分之一的人服用拉莫三嗪后出现轻度皮疹（如晒伤），大约十分之一的人出现严重皮疹（像接触了毒青藤），需要治疗。皮疹越严重，病人就越不能继续用药。无论如何，所有的皮疹都应立即就医。少数死亡病例发生于拉莫三嗪引发的严重皮疹，这被称为斯蒂夫—约翰逊综合征。

在临床中，副作用是与剂量相关的。对于拉莫三嗪，初始剂量过高或用药太激进，或者有患者同时服用双丙戊酸钠时，皮疹更容易发生。此外，患者还应该意识到以下不常见的副作用：烦躁、焦虑、易怒、难以集中注意力、困惑、抑郁和情绪不稳定。

奥卡西平（除癫达　Trileptal）

作为一种抗惊厥和稳定情绪的药物，奥卡西平主要用于治疗癫痫和双相情感障碍。2006 年，意大利都灵大学的医学博士西尔维奥·贝利诺（Silvio Bellino）和他的同事对 17 例 BPD 患者做的一项研究发现，奥卡西平有效且耐受性良好。副作用包括疲劳、恶心、呕吐、头痛、头晕、嗜睡、视力模糊或复视。它会导致低钠血症（低血钠），所以如果病人抱怨严重疲劳，就应该检测血钠水平。

苯二氮卓类药物抗焦虑药物

根据我的临床经验，苯二氮卓类药物对人格障碍患者无效，因为它们很容易上瘾，并能引起 BPD 患者的兴奋和其他意想不到的反应。这些药物包括以下几种：

阿普唑仑（阿普唑仑 Xanax）

该药用于治疗广泛性焦虑障碍和惊恐症（无论有没有并发广场恐怖症）。

可乐宁（可乐宁 Catapres）

该药因用于治疗高血压而广为人知，也常应用于精神科。它似乎具有阻断引起焦虑的肾上腺素的作用，所以虽然 FDA 未批准，其还是被用来缓解焦虑、减轻睡眠困难、帮助戒酒戒烟等。研究表明，可乐宁能显著降低令人厌恶的内在紧张（一种非常不愉快的情绪）、分裂样人格症状、自我伤害的冲动和 BPD 中常见的自杀意念。服药后 30 到 60 分钟疗效最强，常见的副作用包括胸痛、低血压、虚弱和麻木。

用于 BPD 的自然疗法

许多人还记得母亲和祖母让孩子们每天吃一勺鱼油的日子，他们声称这对所有疾病或者预防疾病都有好处。研究似乎证明，这种古老的智慧可能有可取之处，关键在于一种叫必需脂肪酸（EFAs）的成分的摄入。

脂肪酸是脂肪的组成部分，需要从饮食中获得，因为身体不能自行产生。对生存至关重要的两种脂肪酸是 EPA（二十碳五烯酸）和 DHA（二十二碳六烯酸）。一些研究人员认为 EPA 是大脑功能和神经刺激中最重要的营养素。DHA 被认为是大脑的主要组成部分，占大脑重量的 8% 左右。

一个重要的事实是：在我们大脑神经细胞的细胞膜中，EFAs占据大脑神经细胞膜中脂肪酸的 45%，并且对神经细胞的功能至关重要。EFAs 使细胞膜更有流动性，omega-3 脂肪酸尤其能改善脑细胞之间的交流。

许多研究表明，摄入 omega-3 脂肪酸有利于身体健康，更为关键的是有利于心理健康和心脏健康。作为时尚，我们现在减少了对鱼的摄入，并显著增加了精炼食品的数量，正因为如此，据估计，我们饮食中 omega-3 的脂肪酸含量已经减少了 50% 到 80%。

已经有很多关于 EFAs 重要性的研究，因为它们与精神疾病有关。一项研究发现，53 名患有多动症的儿童血液中 EFAs 的含量明显低于 43 名被诊断未患有多动症的儿童。2004 年的一项研究考察了年轻人饮食中 EFAs 摄入量与敌对情绪之间的关系，结果发现，食用富含 EFAs 的鱼类的年轻人与不食用的年轻人相比，产生敌意的几率较低。抑郁症也被认为与鱼类的摄取直接关联。2001 年的一项研究报告称，在日本、韩国和中国台湾等地，鱼的消费量与较低的抑郁症发病率之间存在很强的关联。根据以上 3 项研究，有证据表明，低 EFAs 与抑郁、愤怒和冲动有关，这恰恰是 BPD 的 3 个主要症状。

2003 年，麦克莱恩医院的玛丽·扎纳里尼和同事对 20 名 BPD 女性患者进行了为期 8 周的 omega-3 脂肪酸研究，并将研究结果与 10 名不服用 omega-3 脂肪酸的 BPD 女性患者作比较。他们发现 omega-3 脂肪酸在减少 BPD 患者的攻击性和抑郁症状的严重程度方面优于安慰剂。研究人员得出结论：omega-3 脂肪酸是一种潜在的可用于治疗 BPD 的药物。

就个人而言，我并不是多维生素片或其他补充剂的强烈支持者。然而，我们越来越清醒地意识到，我们饮食中 omega-3 脂肪酸的摄入量明显减少了。正因为此，作为一种补充剂，我也鼓励我的孩子服用。这并非仅仅用于治疗 BPD，如果在饮食中没有摄入足够的鱼，那么服用补充剂即使对提高大脑功能也是必要的。

BPD 与其他疾病共病的治疗

当 BPD 与其他疾病共病时，临床医生不得不投入更多的精力去思考一个更具挑战性的治疗方案，例如，面对同时共病双相情感障碍的 BPD 患者。

在 2005 年的一项研究中，研究人员注意到同时患有 BPD 和 I 型双相情感障碍的患者面临更独特的挑战。他们发现，共病这两种疾病的患者，稳定其症状所需的时间是单纯双相情感障碍患者的两倍多。双相—BPD 组每年服用的非典型情绪稳定药物明显多于双相组。双相—BPD 组退出治疗的患者比例也较高。

既然你已经熟悉了 BPD 的治疗方法，下一章将探讨父母和护理人员在处理青少年 BPD 患者时所使用的具体策略。

第十一章

给青少年 BPD 患者家长的建议和策略

提起患有边缘性人格障碍的孩子，家长最常见的问题是："你能告诉我该怎么做吗？"——所有可能对其他孩子有效的教养方法，似乎对边缘性人格障碍患儿都不起作用。

作为家长，要相信自己正在尽所能做到最好。然而，患有边缘性人格障碍的孩子经常觉得家长故意让他们更难受。他们会经常发脾气，最终，大多数家长会在无助和绝望中精疲力竭。

不过，家长在抚养患边缘性人格障碍的孩子时，还是可以有所作为的。这就是本章要讲的内容。

辩证行为疗法技巧

辩证行为疗法使用首字母缩略手法标记其技能。按 DBT 的约定俗成，我使用首字母缩略词 VALIDATE，它代表：认可（Validate）、接受（Accept）、放手（Let Go）、感兴趣（be Interested）、描述（Describe）、说真话（Tell the truth）、有效（be Effective）。这个缩写词可以帮助父母记住以下技巧。

认可

从边缘性人格障碍的角度来看，"认可"意味着确认你听到了对方说的话，理解他所说的，承认他的观点可能和你有所不同，但并不意味着你同意他的观点，或者宽恕了他的行为。

不认可正好相反，意味着你不把他说的当一回事，或明确表明对方的想法、感受或行为不可理喻。"你反应过度""你错了""你不应该有这种感觉"，或"克服它"，等等，都是不认可的表现。

这种"不认可"对青少年的情绪有惩罚性效果。想象一下，你对一个哮喘的孩子说"克服它"，或者"呼吸，不要喘"——这是无益的。哮喘患者在某些情况下呼吸困难，正如边缘性人格障碍患儿在某些情况下难以控制自己的情绪。认识到这一点很重要：要知道，对他来说，简单的"克服它"并不是那么容易。

比惩罚感更糟糕的是，这些不认可的评论，有时会强化家长希望孩子改掉的那些行为。告诉他们不要以某种方式作出反应，会让他们感到被误解，甚至更加愤怒。最终，患有边缘性人格障碍的青少年会意识到他们的感觉并不"正确"，从而不再去相信自己的经历。

不知道以什么方式去感受，会导致巨大的困惑。当青少年不知道如何去感受、不知道感受到什么时，他很难学会控制自己的情绪。久而久之，他觉得自己越来越不被认可，也学会了自我否定，或否认自己的经历。

17岁男孩史蒂文患有边缘性人格障碍，当他因考驾照不及格而心烦意乱时（他为这个考试练习了几个月），他的父母告诉他："这是你的错。如果你多练习，而不是和你吸大麻的朋友出去玩，你早就通过了。"他的祖父母告诉他："别担心，这没什么大不了的，这只是一次测试。开车很容易，下次你就能通过。"——这两种回答都是不认可的典型事例，他们都没有考虑到史蒂文对失败的感受。他的父母因他失败而责备他，并断定他没有权利难过；他的祖父母似乎更同情他，但只是告诉他不要再去想考试失败的事。

对于青少年或者任何人来说，反复告诉自己不要这样想，或不应有这样的感受，会造成内心痛苦，并导致抑郁和绝望。100个人考驾照失败会有100种不同的反应，每个人的反应都是独一无二的。一个敏感的孩子与一个不那么敏感的孩子的反应是不一样的，认识到这些，就是"认可"的含义所在。

另一种不认可的典型事例，是把问题看得比实际情况更容易解决。17岁的史蒂夫每天抽一包烟，他的父母讨厌这种行为。"戒掉！"他的父母告诉他。

对于已经戒烟或者从不吸烟的父母来说，戒烟可能很容易；但是对于已有烟瘾的青少年来说，戒烟并不那么容易，况且他们还可能把吸烟作为让自己冷静下来的方式。父母对看似容易解决的问题行为的愤怒，也是典型的不认可事例。假设你和哈佛的数学家坐在一起讨论二次方程，而你不会解二次方程——这时他们告诉你二次方程很简单，或者很容易就能解决问题——这就相当于家长对患有边缘性人格障碍的孩子说，情绪问题很容易解决。

这种认可说起来似乎简单，做起来很难。当我们问家长为什么认可他们的孩子那么难时，我们听到了以下的担忧：

· 我担心这样意味着我同意他们的行为。

· 我怕我会让他们更难过。

· 他们赢了，我输了。

· 这意味着我接受他们眼中的事实。

· 如果我不指出他们做错了什么，他们就学不会换一种方式做事。

· 作为家长，我必须坚持自己的价值观。

可以通过倾听与你观点不同的朋友或伙伴的意见来练习认可。在练习过程中，家长将认可逐渐带入自己与边缘性人格障碍孩子的关系中。关键是，认可只是简单的不去评判、保持好奇心的立场。一旦家长理解了孩子的想法，就有机会更有效地处理矛盾，否则问题可能会随着情绪的升级而无法解决。

接受

否认孩子患有边缘性人格障碍，希望孩子是其他问题，或只是对抗心理，都会导致痛苦和不幸。不接受并不能改变现状，接受是应对否认现实的唯一方式。

接受孩子患有边缘性人格障碍这一事实，就意味着接受他或她有时会有自杀念头、会有强烈的情绪、会有冲动的行为甚至自伤。否认这一事实对家长没有帮助。家长越对抗它，就越痛苦。不过，接受并不意味着放弃，并不意味着躺下，让生活的车轮在你身上滚过。接受现实意味着你可以做些什么来改变它。

想象一下，你在高速公路上开车时，车胎爆了。如果你在爆胎的情况下继续开车，或者不承认有爆胎这回事，你的情况只会变得更糟。接受现实的过程并不一定容易，你会发现自己很多时候都不愿意接受。接受已经发生的情况，留意你什么时候不接受，然后让你的心一遍又一遍地接受吧！

放手

我们都对自己的孩子怀有希望。有些希望很宏大，诸如学术上的成就、经济上的成功、完美的配偶等；也有人只是希望自己的孩子快乐。当我们的孩子不能实现我们的期望时，问题就来了。

我认识一个全家都出身名校的家庭，父母当初是在名校相识的，他们的前 3 个孩子也上过同一所名校；父母从事金融行业，孩子都在学校修读经济学。最小的女儿感受到的压力是巨大的，家里甚至从来没讨论过她是否应该去上这所名校。

不过，她对这所大学不感兴趣，对金融没有热情，她的天赋更偏向艺术方面。她承受着巨大的压力，当她凭优异的成绩和家庭关系被这所名校录取时，她默默接受了。但不久，她就开始自伤，把自己封闭起来，不与同龄人交往，更陷入危险的关系中，并试图自杀。

父母对于她想自杀非常震惊，不过这位女孩说，她已经承受很长时间的痛苦了。她的父母以为她上了这所大学后感觉会好一些，但这所大学从来都不是她想去的地方。父母不得不接受这一点，放弃对她的要求，允许她有自由的空间，在世界上找到属于她自己的位置。

如果家长以僵化、墨守成规的方式看待这个世界，放手就尤其困难。但在这种情况下，不放手可能导致更严重的后果。那么家长该如何放手呢？

首先是放下对确定性的依赖。想象一下，你想放手时，会有一种情绪反应。当情绪产生时，观察它、承认它的存在，然后试着远离它，好比它是画廊里的一幅画，你是在一定距离外审视它。体验这种情绪，它就像一个波浪，来了又去，再标识它：是愤怒？失望？还是悲伤？你可能会发现，当情绪在你体内传递时，把注意力集中于某一部分情绪是很有帮助的。"我的身体紧张吗？我的心跳得快吗？"

当你注意到它的时候，想象它好比一小朵浪花，在海滩上拍打你的脚，来来去去，但不会把你击倒。不要把它推开或否认它的存在，只是关注它。从长远来看，想把情绪赶走往往会让它变得更剧烈，像洪水一样卷土重来，更难管理。不要判断你的情绪，不要在脑子里一遍又一遍地回味。你不是情绪，你不是生气，你只是感到生气。这两种思考方式是完全不同的。你不必根据自己的情绪行事，你只需要注意到它。如果你能做到这一点，它就能验证你的经验；尽管会很痛苦，但它会把你从与现实的斗争中解放出来。放手会让你成功。

感兴趣

青少年 BPD 患者的父母，要对孩子的生活、学校和生活目标真正感兴趣。家长们通常太过担忧，太过固执己见，不能坦然地表现出好奇，只是汲汲于确保孩子理解他们的期望。因此，带着兴趣和好奇心去倾听是关键。

在辩证行为疗法中，要练习充分参与的技巧。成为好的倾听者的第一个技巧，就是充分参与到聆听中去。我们经常忽略生活赋予我们的很多东西，同样的风险也发生在我们对待孩子上，他们常感到不被理解、无人倾听。注意你的肢体语言，要用平静、友善、不评判、好奇的表情面对孩子。如果你没有时间交谈，你会显得紧张和不感兴趣。

第二个技巧是不要分心。把手机、报纸或书收起来，在那一刻，没有什么比你的孩子更需要关注的了。通过减少干扰来表现你的关心，然后，如果你的孩子和你说话，偶尔点头会表明你在听他或她说的话。这是一个微妙的举动，但会有一定作用。如果你不理解，千万不要不懂装懂，这往往使孩子更加感到被误解，甚至更愤怒。

第三个技巧是，集中注意力倾听孩子说的话，是显示你对他感兴趣的关键。想想那些你不被倾听的时候，如果你的孩子愿意和你讨论，你可以问一些问题来了解情况；如果你没听明白，可以这样说："我真的很想理解，但我没听明白，你能换个说法吗？"这会鼓励你的孩子脱离照本宣科的答案，让思维活跃起来。

描述

如果家长希望与孩子有更加良好的沟通，当出现某种情况时，家长只应简单地描述事实，不能先入为主发表观点，因为事实还未确定。例如，"昨晚你 11:30 到家，我很好奇为什么。""你昨晚 11:30 到家，你这么做是为了惹我生气。"这两种表述是不同的。如果规定青少年的宵禁时间是 11 点，你可以这么说："你昨晚回家晚了。"——这是对事实的描述，而不包含意图或原因。

换一种方式，如果家长说："你昨晚回家很晚，是和你那些吸毒的朋友在一起吗？"——家长就不仅作出了假设，还对孩子朋友的品质和性格作出了判断。这种情况可能存在，也可能不存在，但在缺乏依据的情况下，这样的措辞会产生矛盾，因为孩子会觉得自己动不动就被批评。

保持好奇心，简单描述你所知道的。一位青少年某次迟到可能有多种原因，作出最坏的结论对双方都没有好处。描述你所看到的：如果你在洗脏盘子，你说："水是肥皂水，很暖和。盘子上有番茄酱。"但如果你说"我必须洗碗是不公平的"，这就不是在描述。

描述也可以是陈述你的感受，例如"你回家晚了，我感到很失望"，这是描述。除非家长有证据证明孩子在吸毒，否则，"你吸毒而且回家晚了，我感到很失望"就不是事实描述。描述事实可以减少情绪激化，因为它远离了没有依据的怀疑。

通过记录身边发生的事件，并记录具体的事实和感受来练习如何描述事实。例如，"我女儿今晚要去约会。她的新男友3周前拿到了驾照，我担心他不是个好司机，我觉得他会把车撞坏的。"不可取的描述是："我女儿和一个新男友约会，这是个坏消息。他是一个新司机，他可能会喝酒、开车、撞车。"

描述还包括身体的感觉，例如："我发现我一想到她和男孩在车上，我脖子上的肌肉就紧张。"然后注意你的想法："我觉得这和她以前交了男朋友一样，是个坏消息。"

另一种练习描述的方法，是选择一项活动，例如做饭或遛狗，简单陈述你注意到的事情。你看到了什么？你闻到了什么？如果你在做饭，尝到了什么？不要对这些经历进行评判，只是描述。在与边缘性人格青少年相处时，描述"是什么"会让你从与实际情况无关的主观臆测纠结中摆脱出来。

说真话

大多数情况下，对边缘性人格障碍孩子始终保持诚实是很困难的，这意味着家长不得不经常对他们的请求说"不"。这会让你的孩子愤怒和暴躁，也会让家长反感孩子的一些行为。

但还是不要说谎或责怪别人，这样时间长了会侵蚀家长的自尊。不诚实的麻烦在于，随着时间的推移，家长会变得无助，最终避免说出的真相会反过来困扰你，因为总有一天会真相大白的。再则，你的孩子可能会不再信任你，而信任通常是你试图在这段关系中建立的品质。

有效

有效意味着按实际需求处事，这意味着放任"自己是对的"这种感受会压倒你纠正错误的能力。当你坚持自己是对的，并坚持你的立场是基于原则，可能会让你感觉良好，但最终会破坏你们的关系。

关于有效的一个例子：假设你被困在出口匝道的右车道上，等了很长一段时间，然后有人从你的左边呼啸而去，在你面前横冲直撞。你一直在等待，该轮到你了，但因为你没有错，你就撞向那辆车，或者跟人家打起来。这并没有意义。

另一个例子：假设孩子在晚上 11：05 回到家，迟到了 5 分钟，孩子是不是违反了 11 点的宵禁？是的。你是对的吗？是的。那么把孩子关一个月禁闭是有效行为吗？不！因为你的目标是塑造孩子的行为，而不是纠结于迟到 5 分钟还是迟到几个小时。

心理教育不可或缺

即使没有现实的危机，患者家庭也还是应该尽可能多地了解边缘性人格障碍的知识，这是至关重要的。关于边缘性人格障碍的信息在不断发展，这是一个动态的过程，昨天对边缘性人格障碍的理解，今天就可能被完全否定。家长可能因为孩子的病情与别人疏远，甚至你自己的大家庭对你也不够理解。因此，在治疗过程中有其他家庭成员参与，对家长会有帮助。

家长可以从以下信息了解更多：

· 促进全社会对边缘性人格障碍的广泛理解。边缘性人格障碍和其他疾病一样，是一种关于健康的状况，与人分享这方面的信息和研究，有助于避免父母经常感到内疚、自责和羞耻。

· 本书致力于促进家长与患有边缘性人格障碍的孩子有效互动。对孩子怀有同理心，不带偏见，努力理解孩子的经历，会减少家庭冲突，也让家长的内心更加平静。

· 开发新的沟通方式。陈旧的不能解决问题的沟通方式是没有意义的。允许青少年表达，以开放和真诚的好奇心倾听他们，有利于家长更深入地了解他们的挣扎。

· 组建一个协作的治疗团队。与团队建立开放和协作的关系会使治疗更加有效。这个团队可能包括精神科医生或其他处方医生、治疗师、学校心理顾问、儿科医生和家庭治疗师。应该诚实、坦率、直接地与这些专业人士讨论。对于如何以及何时相互沟通，应订立明确的协议。

第三部分

BPD 患者的新希望

第十二章

来自 BPD 的声音

边缘性人格障碍最引人关注的特征之一,是患者高达10%的致死率。如果我们期望改变这个统计数据,就有必要认识到BPD造成的情绪折磨是多么让人痛彻心扉。

BPD会摧毁一个人的自尊心。一位17岁的女孩,在和母亲一番苦涩的通话后对我说:"我这辈子从来没有这么自卑过,整整一辈子! 你知道我的自尊有多低吗? 低到我吃一个贝果面包就要呕吐几个小时。现在更低了,我觉得自己一文不值。"

多年来痛苦、孤独、绝望交织,会让一些BPD患者企图自杀。这种极端的自我厌恶,即使我们不能完全预计,也应该努力去理解。能够承认和体会BPD患者的自我憎恨或更糟糕的情绪,是很重要的。

至关重要的是,关于BPD的发病因素,必须追溯至儿童和青少年时期。迄今为止的科学数据、临床实践以及更令人信服的真实个人故事,都支持这个论点。如果病人不能被明确诊断,他就会无法被理解而注定生活在痛苦之中,且不得不接受一些无效的治疗。

受 BPD 影响的人，除了与之抗争的患者，还有与他们一起努力的治疗师，以及爱他们的家人。所以，全面认识 BPD 的发展特性及其影响，至为必要。

来自患者的声音

18 岁劳伦的 BPD 经历充满了痛苦、希望以及挣扎，以下是她亲述的感受：

当你情绪崩溃，自己一个人浑身不舒服时，你会怎么办？你在椅子上、床上或沙发上翻来覆去，想摆脱那种让你很难受的东西，但你无能为力，因为它藏在你的内心。你很想挣脱出来。

这些感觉非常可怕，让你窒息，让你不能呼吸，无法摆脱。你知道感觉不会杀了你，但这次肯定是例外。没有什么能分散你对这些感觉的注意力，因为它们太现实了。它们控制了一切。你试着四处走走，希望这些感觉会自行消失，但你越想摆脱它们，情况就越糟糕。它们成心要让你痛苦。你拼命摇晃、用头撞墙、撕碎枕头或打碎镜子，这都源于你对自己很愤怒，因为你不能阻止这些感觉如愿以偿地把你吞噬。

然后你想以某种方式自我伤害——用肉体的痛苦来摆脱内

心的痛苦，以此来转移注意力。因为你自己造成的可控制的痛苦是可以忍受的，而你无法制止和摆脱的痛苦才让你更恨自己。

为什么我不能控制自己的情绪？为什么我不能制止？为什么我不能变得麻木？为什么我不能摆脱如影随形的可怕感受？

这种痛苦的程度每一秒都在递增。你认为已经到了你所能承受的极限，但它还在继续折磨你。你试着表现正常，因为你不想屈服于这些感觉，不想被打垮，但实际上，它们已经打败你了，它们占据了你生活的方方面面。

所以告诉我吧，该怎么处理这些可怕的感觉？它们深深地隐藏在你的身体里，你甚至不知道从哪里寻找并把它们挖掘出来；它们就像癌症一样，一直不断地扩散，扩散，扩散。

那你怎么办呢？

愤怒和甜蜜像轻触开关一样起落，所有介于两者之间的情感都可能在一秒钟内出现，并在下一秒钟褪去。自我憎恨和自我厌恶的感觉远远超出任何人的想象，整个身体都可强烈感受到。BPD 是一种既难以摆脱和改变、更难以与之共处的疾病。

为了控制自己的症状，我每天都在和自己搏斗。有时候我觉得我战胜了自己，终于开始取得胜利了；有时候又觉得自己是一个精神失常的人——这就是我的全部：一个介于生与死之间的躯壳。

我有两个互相冲突的人格，一个是"好"我，另一个是

"坏"我。他们不断对抗，每一个都力求在聚光灯下有一个永久的位置。

好的时候，我是健康的、自信的、精力充沛的、甜美的、机智的和开朗的，我可以掌控一切。我想变得更好，我有动力完成每天的日常功课。当我感到脆弱、被攻击或被抛弃时，坏的我就出现了。当我处于这种状态，我会让周围人感到害怕；我会冲着某个人说出很可怕的话来发泄愤怒。我非黑即白的思维模式控制了我，没人能劝服我，把我从恐惧中拯救回来。我完全能意识到自己在做什么，虽然我不想这样，但无力阻止。一旦我怒火冲天，我就变成了一个截然不同的、可怕的人，一个我不认识、也不想成为的人。

当愤怒平息，我能够反省自己时，罪恶感席卷而来。为什么我一下子就这么生气？为什么我不能阻止自己？我怎么能这么说话？我敢打赌人家讨厌我，我也讨厌我自己。我应该去死。不管事后有多内疚，这种事情还会再次发生，最终这段关系就结束了。我疯狂地还击，因为我觉得自己被抛弃了，而且在这个过程中我真的被抛弃了；然后，我对自己的憎恨也随之加剧。

我感受到的每一种情绪和感觉都是强烈的。我不觉得伤心，而是极度痛苦。这种痛苦似乎渗透进我的血管，附着血液在我身体内游走，几乎无法排解。我不是生气，我是暴怒。我总觉得我的愤怒是合理的，没什么不妥，然后，所有的罪恶感都会转化为自我憎恨。我想这和 BPD 经典的非黑即白思维模式是相关的。我要么有很强烈的感觉，要么一点感觉都没有。我一直都这样，直到最近我才发现，大多数患有 BPD 的人都是如此。我不认为任何人能完整描述我们情绪的程度和强度。

我的自我仇恨、负疚感和强烈的情绪反应是要付出代价的。我渴望找到一种方法来结束痛苦，使痛苦从我的血管中消失。用刀割自己能让我暂时解脱。当我厌恶自己时，我总是用我能想到的方式伤害自己。我让自己的肉体痛苦，来抗衡内心的痛苦。我想惩罚自己，因为我是如此糟糕。当剃刀划过我的皮肤，我感觉我在释放所有被压抑的愤怒、仇恨和悲伤。伤口越深，就越有满足感，我要让内在的丑陋暴露出来。不过，这种快感总是暂时的，很快，取而代之的是羞耻感。然而身处这种痛苦中，哪怕一秒钟的解脱也是值得的。

我不一定对自己歉疚，但确实为我成为这样的人而痛苦。我知道混乱表象下的那个真正的我是谁。我知道我有潜力在生活中做有意义的事。真正的我时不时会有闪光点，那就是想要重生的我。我对待我所爱的、关心着的人的方式让我感到难过。我绝对鄙视 BPD，我讨厌它吞噬了我。有时候，我觉得自己没有足够的勇气和动力去战胜疾病，尤其当我被击垮时。我想自杀的日子比不想自杀的日子要多。在我上一次接受治疗前，我不知道自己是怎么活下来的。

我发现，对 BPD 患者而言，保持希望是最可望而不可即的。预后不良、臭名昭著和自我厌恶很容易让人沮丧，希望往往消失在内疚、绝望、痛苦、孤独和不断的挣扎中。我最差的时候，就是失去所有希望，感觉生不如死。我藏匿药丸和酒精，就等着在某个适当的时刻全吞到肚子里，将一切抛诸脑后。

不过，在麦克莱恩医院，我重拾希望。在那里我得到了无微不至的照顾。我和另外两个同样患有BPD的女孩住在同一间房，她们都很棒，我不再孤独。辩证行为疗法和一个强大的支持团队也给我带来了希望。尤其一位出色的医生来到我身边，他很有耐心，在我最困难的时候和我在一起。他见过我最糟糕的时候，仍然鼓励我要战胜这一切。他们给予我支持，让我恢复了战胜疾病的意志。他们一直对我说：你能行。我相信这确实是可能的，我不再迷失。当我刚来到这家医院，我的内心是空荡荡的；当我走出医院，我觉得我是一个完整的人。

我没有一天不意识到我自己的情绪问题，不断质疑我的感觉和行为，努力去辨别边缘性人格思维和正常思维的不同，但是我远远搞不清楚。我总是担心我会对某人大发雷霆，或者为一些莫名其妙的事情生气。我害怕迄今为止我的混乱、不良的记录会破坏我与他人的关系。我脑海里非黑即白的思维比我意识到的还频繁得多。我仍然在自杀和自伤的冲动里挣扎，有时我肯定我不会战胜我自己。

我意识到我与BPD的斗争永远不会真正结束，但有人在帮助我。我不必认为，伴随着这个疾病的就一定是痛苦。我有希望，有梦想，有力量继续下去。我知道总有一天，我会好起来的。

许多在我们这里治疗的青少年患者告诉我，他们的一个主要忧虑是处理浪漫关系（或其他关系）的障碍。他们非常害怕对方发现自己有多"坏"或多"可怕"，还担心他们的"坏"会"毒害"对方。但即使经过多年治疗，哪怕信心增强，甚至当 BPD 症状已经消失，他们仍然恐惧自己的过去会被发现，从而回避亲密关系。

20 岁的埃里克现在过上了正常的生活。由于有过充斥着自我怀疑、自我伤害和药物滥用的过去，他这样对我说：

> 我很难主动和一个女孩交谈，尤其是我感兴趣的女孩。我害怕她会问起我的过去，我不希望我的过去破坏了她对我的看法，更不希望她认为我疯了。最终我不得不离开她。我还是觉得和新朋友谈论自己时更舒服。对我来说，我和一个更善解人意、更专注于当下的人在一起更容易相处。

我正在给朱莉治疗，她是一个聪明的 15 岁女孩。她明确意识到自己想放弃治疗。她给我发了一封电子邮件，记载了与病魔抗争的点点滴滴：

> 我一直以为我只是太敏感了。当我感到愤怒时，我觉得外

界每一个小小的举动对我都是严重伤害。我渴望通过被动攻击的方式实施报复，即用消极、恶劣、隐蔽的方式发泄自己的不满情绪，或是与一个我平常真心在乎的人断绝关系。相反，当我感受到爱的时候，我对我在乎的人的怜悯之心和喜爱一样强烈。当我的心情波动，我的情绪状态可以在几分钟内快速变化，或可持续好几天。

有一种挥之不去的情绪是忧伤，它会激起我的一些想法，认为自己一文不值，对他人有害，应该和他人断绝来往。强烈的罪恶感和羞耻感驱使我割破和灼伤自己的皮肤来惩罚自己。

我实在是太敏感了。如果我不得不给困扰我的 BPD 情绪排名，我的情绪敏感度和反应度是得分最高的。另一种情况是，我经常觉得别人在生我的气，或者恨我，别人一些最细微的举动可以激发我的这些想法，比如一阵沉默、一种语调或者一个眼神。即使我知道我的想法是不理智的，但在当下那一刻，它在现实中就像真的一样。我心里有时也会萌生出希望，有朝一日摆脱这些症状，过上幸福、充实的生活，但我很难守住希望。

> 我们那迷人、英俊、富有艺术气息、矫健的儿子成了一个认不出来的陌生人。我试图接近他，得到的却是沉默或暴怒的回应。治疗师也无法与他建立任何关系。
>
> ——一位 17 岁 BPD 患孩的母亲

来自父母的声音

青少年 BPD 患者饱受痛苦折磨，父母也同样深受其害。他们常常不得不承受一系列烦恼，例如患孩对他们的愤怒；对自己未能给予孩子足够关注的内疚和负罪感；其他家庭成员对他们养育不当的指责；以及因有这样的孩子而产生的病耻感。

一位 17 岁 BPD 患孩的母亲分享了以下想法：

迹象是有的，但我们没有觉察到。我们充满信心、积极乐观，踏上人生之旅，带着天真和热情组建了家庭。是先天基因还是后天养育更有效？作为养父母，我们坚信，给孩子营造充满爱的家庭环境，会引导他养成外向合群的性格。

但大自然有一股强大的力量，赋予肖恩一种性情，拒绝我们凭主观意愿去塑造他。我们不懈的努力其实是有误导性的。我们一心想让他摆脱谨慎、退缩的个性，很早就不停地改变他，还不断加码，让他接触新的生活。没想到他的真实性格如此脆弱，引发了层层创伤。

肖恩 3 岁时，一位从事幼儿教育的邻居关心地问我们，是否注意到他总是异常严肃、戒备森严的样子。"他只是害羞。"我们回答。十几年后，一位法医心理学家提出了"过度警惕"这个概念。

他 4 岁的时候，我们带他去看他最喜欢的节目，一个以动物为主题的搞笑歌曲表演。周围的孩子们在鼓掌、唱歌、大笑，肖恩一直坐在那里，没有表情。音乐会结束后，我们小心翼翼地想弄明白，到底是什么东西让他这么害怕。但恰恰相反，他却说那个下午是他最快乐的时光。我们在他平淡的情感中读不到任何情绪，这种情况持续了好几年。

他10岁的时候，他的投球技术帮助他所在的小联盟球队进入季后赛。最后一场比赛中，每次他投球时，对方教练都会大喊大叫，这个攻击让他无法承受。观众眼看着他的状态越来越差，最后他作为主要投球手的小联盟队输得一败涂地。他默默地离开了球场，我们想方设法鼓励他把情感表达出来，消化失败带来的负面情绪，但他坚决拒绝了。此后他再也没有拿起棒球手套。当面对大大小小的创伤时，他的解离模式就形成了。

他在读中学时，开始学曲棍球。他一反平日低调的个性，凶狠地挥着球棒进攻，让观众很惊诧。他深深压抑的愤怒找到了发泄的渠道。让我们感到纳闷的是，他在所有比赛中都戴着厚厚的手套，他的指节却总是不断流血结痂，最终我们发现他用拳头把房间的墙壁打出一个个洞，以此进一步表达愤怒和痛苦。

他14岁时，他的第一个女朋友选择他最好的朋友作为毕业舞会上的舞伴。我们不知道这件事。他在去学校的路上喝了几杯啤酒，来减轻看到这对新恋人的痛苦，从此开启了滥用酒精来自我麻醉的模式。

高中一年级时，他担任过少年足球队的后卫。一连串的脑震荡破坏了他的短期记忆，但他从未透露自己突然无法记住几何公式、历史日期或西班牙语动词形式等情况。他告诉我们他要争取在新学校成绩荣登榜首，可一个月后，我们发现他实际上每门课都不及格，每场练习和比赛都坐冷板凳。学校的心理专家认为，他已经退缩到缺乏核心身份认同的地步。

神经心理学测试显示他患轻度 ADHD。他先服用阿得拉，然后是哌甲酯控释片，这成了他日常生活的一部分。他在学校的表现仍未能达到预期，开始私下服用右美沙芬和大麻自我麻醉，最终嗑上了可卡因和蘑菇。他的抑郁越来越重，最后下不了床。春季学期开始了，他被寄宿学校送回家休病假。他的身心慢慢被空虚感所笼罩。

后来，我们打算为他找补习老师，帮助他完成学业。儿子的前任老师喜欢和支持我们这个有些神秘的儿子，答应帮忙。但后来，由于不能在啦啦队支持下获得球队的成功，肖恩在烈酒中寻求安慰，每天晚上偷偷地喝到醉醺醺才睡。

再往后，他对家庭生活的参与逐渐减少，最后完全回避。我们那迷人、英俊、富有艺术气息、矫健的儿子成了一个认不出来的陌生人。我们试图接近他，得到的只是沉默或暴怒的回应。治疗师也无法与他建立任何关系。

新学年临近，我们征得教育顾问的意见，意识到肖恩已经不适合在公立高中上学。我们制订了一项全面干预的计划，他人生旅程的下一站是治疗型寄宿学校。这让他产生了被抛弃感，他以严重的自伤来应对，于是被24小时监视，去哪儿都有人陪着以确保安全。后来他在厕所独处时自伤，学校觉得他过于危险，安排他到精神病院住院。从那时起，他总共住过8次精神病院，每次3天到3个月不等。

情况就是这样，上述所列举的这一系列情况，展示了潜在的边缘性人格障碍的线索，其中一些在他青春期之前就开始显现：害怕被抛弃、长期的空虚感、游离感、愤怒，以及药物滥用形式的冲动。早期的信号是不易察觉或者容易被忽视的，无意中加深了孩子的不认可感。继续寻找肖恩痛苦的根源：是不是因为收养问题而导致他无法排遣失落？是不是因为承受能力差，所以无法适应我们多次搬家？他因为足球造成过脑震荡，是否导致神经系统受损？我们也不能排除他是否被日间照顾者或营地顾问性虐待过。结合以上所述，对症状的探究有助于BPD诊断。一旦理解了这一点，就可以提出一个有效的治疗方案，包括借助辩证行为疗法、家庭治疗、结构化环境、家庭关系模型和提供希望等措施，共同对抗BPD。

为了寻求BPD问题解决方案，这位母亲如此深思熟虑和细致思考需要花很多时间。正是家长们这种理解、抱有希望和坚定不移的努力，给BPD患孩和他们的家庭带来机会；同时，为这样的家庭治疗也成了我们的福分。

来自精神健康顾问的声音

在阅读精神科工作人员为 BPD 患者所做的记录时，我注意到他们的观点往往都是悲观和贬义的。BPD 患者经常住院，因此会遭受精神科顾问的二次伤害。由于 BPD 患者的行为有时很难控制，顾问经常把他们视为不受欢迎的人。

很多青少年 BPD 患者在来到我们病房前，曾有过多次住院的经历，或者在某种情况下已经被制度化（在临床和异常心理学上，被制度化或制度化综合症是指一个人在长期居住在精神病院、监狱或其他偏远机构后，在社交和生活技能方面出现缺陷或残疾）。对于症状明显的 BPD 儿童和青少年患者，如果想矫正他们那些"困难"行为，使他们避免长期接触如影随形的负面态度，就有必要尽早识别他们的病症并及时治疗。

保罗·杰伊是一名长期专注于青少年问题的资深社会工作者，担任麦克莱恩医院青少年住院部主任，监督和指导该单位的精神科工作人员开展工作。保罗经常指出，住院部工作人员和心理健康顾问与患者相处的时间比临床医生还多，他们对孩子与父母以及同龄人的日常互动有更全面和真实的看法，每天都向临床医生提供宝贵的反馈意见。以下是他的想法：

药物很容易用来控制 BPD 青少年的行为，问题是大多数情况下药物不起作用。BPD 症状当然会有所减轻，但也只到他满 18 岁时，他才有权不同意治疗，那时药物治疗不再是父母的特权。太多的青少年被强制要求做心理咨询，以期改变让他们感到内疚和羞耻的行为，这已经让他们厌倦了。一旦经治疗未能达到治疗师、父母和其他权威人士的期望，他们的信心和自尊会进一步降低。

是的，很多人对自己的行为感到内疚和羞耻，但很少有人能把这种感觉转化为对自己行为的反思，他们只是感到绝望和无助。

20 世纪 70 年代末，我参加了一个关于人格障碍诊断和治疗的临床研讨会，主讲人把关于 BPD 的讨论留到最后。就像名人就要到场一样，随着话题临近，听众充满了兴奋和期待。当主讲人终于提到 BPD，大家开始窃窃私语，都知道将要讨论的是所有人格障碍中最棘手、困扰着每个临床医生的话题，主讲人甚至给它贴上了"烫手山芋"这样的标签。在仔细讲解了 BPD 诊断标准后，主讲人提出，目前业界对 BPD 病因的了解不多，对如何治疗知之更少。他继续说，BPD 患者每周都会出现危机，学习应用能力差，缺乏改变的动力，这些都让临床医生精疲力尽。BPD 患者还有掌控欲、操纵性、寻求关注、长期有自杀倾向以及拒绝治疗等特点。最后，主讲人建议，那些选择接手 BPD 患者的专业人士，为了自己的身心健康，给每位患者治疗最多不超过 5 次。天知道我们是怎么活下来的！

如今，越来越多的人支持这一观点，即青少年会出现与成年 BPD 患者相关的一系列症状。临床医生们虽然不很肯定，但也发现青少年会出现 BPD 的"典型特征"和"萌芽期特征"。这一新的认识主要基于对成人 BPD 的临床认识和治疗进展，目前治疗成人 BPD 的办法也被应用于青少年患者。由于关于 BPD 成年患者的刻板印象被证实是错误的，BPD 患者的病耻感在减少。人们已经认识到，BPD 患者并非控制欲很强，只是试图用某些行为来减轻自己的不足和痛苦。在没有其他可行办法的情况下，他们只能以不适宜行为，如回避、退缩和被动攻击等来缓解疼痛、痛苦和空虚。

治疗青少年 BPD 需要一个安全、有序、一致的环境。在麦克莱恩医院紧急住院治疗中心，我们的员工接受了 DBT 和生物社会理论方面的培训，并把行为、认知、学习原理应用于青少年 BPD 患者。事实证明，这是行之有效的，理解 BPD 的生物社会理论，有助于员工对患者实行严格但不失关怀的干预，促使他们有动力去改变自己、接纳自己。

如果不经过这样的培训，员工在处理患者看似控制欲的行为时，很快会精疲力尽。此外，青少年 BPD 患者在处理人际关系时，容易把人归于"要么很好、要么很坏"两个极端。员工经常会觉得，患者的攻击是针对他们个人的，因而咨询团队给员工以强大支持以更好地帮助这个群体，也是必不可少的。

对青少年来说，改变自身能力可以通过正念、人际效能、情绪调节、自我安慰和应急计划等技能训练来实现。一旦掌握了技能，员工也会运用奖惩等行为强化手段改变持续不良的行为。在临床治疗和上课之外，孩子们回到不那么正式的环境中，在那里他们可以互相交流、烹饪、写日记、看电视和做其他日常活动。这些互动有时会暴露问题，例如，有人会承认他们形成了小集团，为此而争吵等。

当问题暴露后，他们被要求通过完成一个链式分析，来检讨有问题的行为，还要详细分析这种行为的前因（之前发生了什么）和后果（之后发生了什么）。链式分析能帮助员工和青少年了解哪些技能可以戒除问题行为，哪些负面因素会强化他们继续这种问题行为。

这种性质的工作，必须在一个安全的环境中才能进行。这个环境能够认可他们经历的情绪痛苦，同时为他们提供安全感去探索原委、寻求改变。在紧急住院治疗中心接受治疗的青少年，还能从有类似问题和行为模式的同龄人那里得到安慰，他们意识到他们并不孤单，而且有可能得到帮助。许多人在得知其他人也经历过类似情绪障碍，并曾试图用类似的不恰当手段寻求安慰时，会感觉松了一口气。特别是有创伤史、尤其是曾遭受性虐待的青少年，当他们终于能向有共同感受的同龄人表达他们的自我厌恶和绝望时，就已经从中获益了。他们常常觉得自己的负担减轻了，可以抛开过去向前看，过上更健康和有幸福感的生活。

在麦克莱恩医院，我们治疗青少年BPD患者时遇到的一个主要难题是：他们出院回家后，在紧急住院治疗中心学到的方法该如何运用？青少年通常认为，他们缺乏家庭环境支持，家庭互动模式也是破坏性的（如批评、防御、蔑视和阻挠），问题日积月累，很难改变。

青少年感到家庭权力的天平严重向父母倾斜，无论他们怎么改变，整体情况也不会改善。在治疗过程中，我经常听到青少年说："我认为我的父母应该到这里来学习。"

治疗过程中，父母也必须学会理解孩子，和孩子一起改变，这势在必行。工作人员懂得每个青少年正在学习的技能，并知道如何强化这些技能。他们鼓励父母在患孩回家后能继续这些训练。

治疗青少年BPD患者困难重重，但在很多方面，我们又得到极大的安慰。目睹这些青少年在学习和发展新的方法来探索世界，克服无望感和绝望感，令人难忘，倍受鼓舞。他们在没有希望的地方看到希望，开创了对生活的欣赏能力，这种能力没有被多年的苦难所击垮。当我们看到青少年的父母意识到自己的孩子可以变得更好，终于松一口气，这多么令人欣慰！倾听青少年和父母之间不带成见的交流，本身就是一种奖赏；帮助一些人过上值得过的生活，是所有临床医生的目标。

临床医生对 BPD 的看法

在 2000 年的一项研究中，作者报告了社区精神健康中心病例管理者对 BPD 患者的影响。病例管理者为 BPD 患者花的时间比其他患者要多，而且还要反思自己的想法和感受、关注患者的潜在自杀倾向、设定与 BPD 患者之间的界限等。

在 2006 年的一项研究中，作者指出，照顾 BPD 患者对精神健康专业人员来说是一个挑战，因为 BPD 诊断通常会影响工作人员与 BPD 患者交流的水平和质量。作者指出，护士必须与精神病患者建立信任，发展融洽关系，表现出同理心，这是精神科护理的基本要求。

在研究中，他们发现一定比例的精神科护士对 BPD 患者持负面情绪和态度。大多数护士认为 BPD 患者有掌控欲，有三分之一的护士声称 BPD 患者会惹恼他们，超过三分之一的护士表示他们不知道如何照顾 BPD 患者。

我们看到的一个普遍现象是，咨询师、护士、病例管理者和各类型临床精神医生都发现很难与 BPD 患者打交道，这使得病人的处境更加糟糕。他们既要忍受疾病带来的痛苦，还觉得没人关心。教育是解决这个问题的重要手段，这可以为临床医生提供必要的技能和一个支持团队，帮助他们对付潜在的透支。

来自病例管理者的声音

詹妮弗·梅尔滕斯，曾任麦克莱恩医院青少年精神治疗科病例管理者，她接受过 DBT 全面培训。除了在我们住院部，她还在监狱、门诊部和 BPD 患者打过交道。她如此谈到关于 BPD 青少年患者、他们的家庭以及医疗系统所面临的挑战：

病人最大的痛苦是对治疗师理想化（"太棒了！"）和贬低化（"你很糟糕，你很无能！"），治疗师的任务是保持平衡，不去强化患者这样的固化思维模式。同时也要认识到，试图成为"全善"的治疗师（不断试图拯救病人），和沦为"全恶"治疗师（不断试图摆脱病人）同样毫无裨益。

　　对于治疗师的另一个主要挑战是冷静面对病人的愤怒，特别是当愤怒针对你的时候。这种情况常常发生，因为BPD患者通常是非常敏感的，他们能觉察到微小的怠慢并作出反应，因此保持冷静和不反驳是需要培养的重要技能。

　　治疗所面对的不只是青少年患者，你更要面对整个有阻力、混乱的系统。你会遇到多个相互冲突的议题，比如保险公司觉得他们将不再负担病人的治疗、上司觉得你太努力或不够努力、家长们疯狂地寻求更快的治疗方案、学校不认可患病孩子不会造成安全威胁、同事们认为有其他治疗方案等，最后也许你会觉得自己无能为力。当面对这个系统所承受的压力增加时，如何专注于自己的角色、坚持自己的治疗计划和手段是一大挑战。

　　青少年BPD患者最终治疗效果不理想的风险，比其他任何精神疾病都要高。因此，要克服接手治疗这类患者的恐惧，以及在患者危急时作出恰当的反应，都是很大的挑战。面对病人的绝望情绪和行为，想方设法管理自己的焦虑至关重要，同事们的强有力支持也必不可少。

当代文化的声音

本章开头提到过一段来自劳伦的反思，她的文字清晰，能让人们体察她长期承受的痛苦，同时也看到一丝希望。然而，并不是所有青少年 BPD 患者都能如此善于表达，即使他们的疼痛让他们崩溃。很多人觉得诗歌、歌词和电影能够很好地捕捉并呈现出他们的经历。

青少年常留意到，苏珊娜·凯森讲述自己两年的 BPD 治疗经历的自传故事（《移魂女郎》Girl, Interrupted），就发生在麦克莱恩医院。在同名电影中，凯森（薇诺娜·赖德饰）因一时冲动企图自杀，用一瓶伏特加吞下了 50 片阿司匹林，被送到麦克莱恩住院。她因自杀企图、喜怒无常和滥交史，被诊断为 BPD。不用说，《移魂女郎》（包括书和电影）在我们精神科是最受喜爱的读物和电影。

> 一个主要挑战是冷静面对病人的愤怒，特别是当愤怒针对你的时候。这种情况常常发生，因为 BPD 患者通常是非常敏感的，他们能觉察到微小的怠慢并作出反应……
>
> ——詹妮弗·梅尔滕斯，前麦克莱恩医院病例管理者

历史人物的声音

许多医院精神科的墙上都贴着一连串精神疾病名人的海报。孩子们知道亚伯拉罕·林肯患有抑郁症，弗吉尼亚·伍尔夫有情绪波

动并自杀，文森特·梵高患有躁郁症并割掉了自己的耳朵。一些青少年想知道是否有名人患 BPD，毕竟 BPD 的发病率是 2%。

也许最著名的 BPD 患者是已故的戴安娜王妃。关注戴安娜的作者不少，萨莉·比德尔·史密斯的《寻找自己的戴安娜：一个麻烦王妃的画像》一书，堪称下了功夫的上乘之作。作者写道：

> 虽然不能百分之百肯定戴安娜患有边缘性人格障碍，但证据是令人信服的。将边缘性人格障碍与其他精神障碍区分开来的最重要因素是早期父母的缺失——以戴安娜为例，父母离婚后几年时间里，她的母亲离家出走，又和父亲感情疏离。

以下是 1995 年 11 月英国广播公司采访戴安娜王妃的片段。请注意她的回答表现出典型的 BPD 特征：

问：刚开始，你有没有被来自外界的压力吓倒？

答：是的，我很害怕。那时我胖乎乎的，20 岁，21 岁，我不明白外界为什么对我感兴趣。

问：抑郁症对你的婚姻有什么影响？

答：嗯，大家都给我一个新标签——戴安娜不稳定，戴安娜精神不正常。不幸的是，这些年来，这个标签被时不时地贴在我身上。

问：据媒体报道，你当时处境非常困难，甚至试图伤害自己。

答：嗯，当没有人听你说话，或者你觉得没有人听你说话，各种各样的事情就开始发生。例如，你内心有太多的痛苦，你挣扎和试图伤害自己，其实是你想寻求帮助，但你求助的方式是错误的。人们认为你是在喊"狼来了"，或者是在寻求关注，但他们认为，你一直出现在媒体上，你已经得到了足够的关注……但我真的在哭喊，因为我想向前看和承担我的职责，当好一个妻子、母亲、威尔士王妃的角色……所以，是的，我确实给自己制造了麻烦。我不喜欢我自己，我感到羞愧，因为我不能应付压力。

问：你实际上做了什么？

答：嗯，我只是胳膊和腿受伤了。我目前致力的工作中，我看到其他女性做类似的事情，我完全理解她们为什么要这样做了。

问：就像你说的，抑郁症解决了，但是后来的报道说你得了暴食症。这是真的吗？

答：是的，我得了暴食症好多年，这是一种秘密的疾病，你把它强加于自己，因为你的自尊处于低潮，你认为自己不值得或没有价值。你每天会填饱肚子四五次，有些人会更多，这样你会觉得舒服一点，就像有一双手环抱着你。但这是暂时的。胃胀气让你恶心，然后你就全吐出来。重复这么做，对你是非常有害的。

问：你有没有向其他皇室成员寻求帮助？

答：没有。你要知道，当你得了暴食症，你会为自己感到羞耻，你讨厌自己。人们会认为你在浪费食物，所以你不会和别人讨论这个问题。暴食症的问题是，你的体重总是保持不变，而厌食症则会明显消瘦。你可以一直假装下去，因为没有证据。

就像许多 BPD 患者一样，早期失去重要的依恋关系，以及父母离婚的影响，对戴安娜来说都是一种创伤，给她带来终身的问题，包括对遗弃的恐惧、焦虑、情绪波动、暴食症、自伤、撒谎和药物滥用。她的医生给她开了百优解，制定了心理疗法，但似乎都不管用。在访问一家女性心理健康诊所时，她说这些女性"不太可能从心理治疗师那里得到太多帮助"。

戴安娜王妃被认为患有 BPD，此外一些未被确诊的知名媒体人物，在接受媒体采访时也分享了自己的绝望和自伤经历。一位 17 岁的病人给我看了他最喜欢的杂志《Spin》中的一篇文章，文章提及音乐家考特尼·洛夫的经历。他觉得这和他在感觉失控时所做的事情相近。洛夫被问起库尔特·科本吸毒过量的问题，她说：

有些人吸毒。我从来没有吸毒，从来没有。我已经变疯了，但我没有抱怨，而是喋喋不休，尖叫着，光着身子到处跑，歇斯底里，割破胳膊，像疯狂的狗屎。我打破过窗户，但从来没有摔倒受伤过。

菲奥娜·艾波（Fiona Apple）是一位歌手兼作曲家，她在12岁时曾被性侵。在《滚石》杂志的采访中，她描述了这种创伤的后果：

> 我确实有进食障碍。真正让我沮丧的是，每个人都认为我是厌食症患者，实际上我不是。我真的很沮丧，很讨厌自己。对我来说，这不是瘦，而是想摆脱附在我身上的诱饵。很多都是我在性发育时被性侵而产生的自我厌恶。我只是想，如果你有个身体，而你身上有什么东西会被抓住，就会被抓住，所以我故意要摆脱她。

她开始自伤，咬着嘴唇直到流血，然后继续接受采访：

> 这是很平常的事。这只是让你感觉还会流血。我停不下来，因为我咬嘴唇的时候感觉很好。我只是说，这件事发生在我身上，很多人都经历过。我为什么要隐藏真相？为什么人们会对我有不好的看法？这是一个现实，很多人都这么做。在聚会上，考特尼·洛夫把我拉到一边，给我看她的伤疤。

BPD青少年患者表现出过山车般的情绪变化，他们孤独、麻木、无望、自伤、自杀、吸毒、滥交。这些青少年听的许多歌曲，他们认同的艺术家，以及他们试图模仿的名人，都是 BPD 症状的化身。如果父母想了解患有 BPD 的子女，去了解青少年文化的阴暗面是必要的。

第十三章

BPD 与领养问题

经过很长时间的思考，我才落笔写下这一章，原因是我坚信领养是伟大的行为，它给无数孩子和家庭带来希望和承诺。

在我们的寄宿病区，我见过许多领养家庭，大部分家庭对他们领养的患有 BPD 的孩子倾注了无限的关爱。很多家长对有可能是他们"导致"孩子患上 BPD 感到很难过。其实家长们完全不必如此自责，但我发现有时很难说服他们不去这么想。而且，即使家长确实成为导致孩子 BPD 的环境因素，他们基本上也不是有意而为之，况且过去已经无法改变。家长只能改变现在做的和将来要做的，而不是纠结于过去。通常，简单的责任追究既不能帮助孩子，也不能让家长或孩子变得平静。

有时家长的所作所为会让孩子难受，但他们通常不是故意的。沉浸于懊悔和"早知如此我应该如何"中只会导致更多的痛苦，因为你改变不了过去。我们首要的任务是接受我们并不完美，但要用心去过更好的生活。

研究表明，被领养的孩子比有血缘关系的孩子更可能有特殊的医疗保健需求，比如中度至重度的健康问题、学习障碍、发育滞后和其他精神健康问题。

在我们病区，大约 10%—30% 的 BPD 患孩是被领养的。目前，有关 BPD 和领养方面的数据不足，据说有一个关于青少年 BPD 患者家长支持小组的调查报告指出，这个群体里被领养的孩子占了 40%。

家长通常会问，领养是否与他们的孩子患上 BPD 有关。"我有一个 17 岁的女儿患有 BPD，我需要更多关于被领养与边缘性人格障碍之间关系的信息。"一位家长最近对我说，"我读到的文章说，被领养的孩子有更高比例患有注意力缺陷障碍、学习障碍、抑郁症和其他心理障碍。我们的问题是：被领养的孩子更容易患上 BPD 吗？"很遗憾，我不知道是否有这方面的系统性研究，我希望将来的研究会给出答案。

为什么有的家长会放弃自己的孩子让别人领养？其中有很多原因，包括生母的年龄、养育能力、亲生父母或孩子的心理或身体缺陷、个人经济状况等。有时，亲生父母并不是自愿放弃孩子，有些孩子是因为家庭矛盾和受虐待被法庭或州立机构强制带走；有些父母因为自己有精神问题无法养育孩子，而他们的情绪问题也有可能遗传给了孩子。

另一个观点是，BPD 的病因是早期依恋关系被打乱。例如，可能是婴儿期没有得到养父母的安抚，导致养父母和领养的孩子很难形成亲密关系，或者不良的互动模式造成养父母和孩子很难发展出稳定的依赖关系。

不过，关键是要明白，处理眼前的问题比回顾更重要。研究发现，和养父母生活在一起的青少年试图自杀的概率，是和亲生父母一起生活的青少年的两倍。领养和 BPD 都是造成自杀企图的高危因素，所以当务之急是让孩子培养、练习处理强烈情绪和人际关系障碍的必备技巧。

而且，被领养的青少年接受精神健康服务的必要性，是亲生父母抚养的青少年的两倍。这项发现虽然没有告诉我们原因，但提醒家长和医生，如果被领养的孩子出现行为问题，有必要尽早做精神健康评估。

家庭关系

亲密的家庭关系是降低被领养孩子自杀风险的因素之一。亲密关系由家庭成员培养共同兴趣、生活上彼此关心、互相包容对方观点等要素构成。所有这些都与辩证行为疗法的宗旨相吻合。

患有 BPD 的被领养青少年在治疗中表达了心中的恐惧，他们认为亲生父母之所以抛弃他们，是因为他们是坏人，因此他们不配或不会得到爱。也有孩子说，他们感到自己被草草地打发送人了。还有孩子如此表达最困扰他们的恐惧："连我自己的亲生父母都不爱我，我还能相信谁会爱我？"

虽然养父母不能保证被收养孩子免于这种恐惧，但专注于建立亲密的家庭关系依然是很有必要的。家长们分享了很多促进家庭亲密关系的办法，包括设立一些仪式来增进亲密关系，开家庭庆祝会，并让孩子参与设计仪式。有一个家庭说，他们每月举办一次卡拉 OK 之夜，这家的父亲唱歌很糟糕，但他的领养女儿有很美妙的嗓音。他甘于"受辱"使整个家庭充满了欢乐，而且他的自嘲能力和抗压能力也不断得到提升。

另一个家庭每年举办两次露营活动，他们会拍视频，记录有趣的瞬间，比如在泥泞里翻滚或者点篝火。有的家庭认为，把家族的过去（例如一位父亲小时候和自己的父亲一起钓鱼）和当下（这位父亲和收养的儿子一起钓鱼）连接起来，就保留了家庭传统。

有时，即使尝试了这些亲子活动，被收养的孩子还是感到疏离。有必要承认并意识到，可能有的孩子对这种家庭互动的看法和父母不一样。父母培养好奇心和无偏见地倾听的能力是很关键的，这有利于加深对孩子的理解。尽管看问题角度不同，孩子们可以相信父母在倾听他们。即使处于安全的养育环境，这个过程也可能需要持续数月或数年。

再则，当父母发现领养的孩子出现不良行为苗头时，要有清晰的想法去应对。等到事情爆发再回应就太迟了，而且这时父母很容易出现不健康和无效的应对。面对孩子的错误行为，父母应避免习惯性的生气和烦躁，这样做会适得其反，使孩子的错误行为变本加厉。一些儿童和青少年的不良行为是被收养前的创伤的直接后果，养父母生气和沮丧只会强化孩子的错误行为。反之，用同情去回应孩子表现出的生气或伤心，就能使孩子感到被接纳和安慰。

有一位母亲正在为她患 BPD 的女儿寻求治疗。女儿是 14 个月大时从哥伦比亚收养的。这位母亲告诉我：

　　　　有些东西很难分辨是怎么回事。我只能说，我在朱丽亚 10 个月大时见到她的那一刻，就觉察到有点不对劲。收养工作人员让我和她单独在一起时，她表现得很伤心。我当时就有点担忧，但她是个可爱的孩子。

　　　　我和她相处了一周，这是哥伦比亚当局所允许的期限，等所有的文件准备好，我就回美国，把她留在哥伦比亚。4 个月后我回去再见到她时，我意识到她的一些行为更明显了。

　　　　朱丽亚第一次和她的小姐姐杰米（也是我们收养的，她俩相差 8 天）见面时，刚刚 14 个月。当时的场景和她 14 岁离家去寄宿治疗和杰米告别时惊人地相似。朱丽亚表现得漠然，杰米想和她亲近，两次都被拒绝，明显很受伤。很难说这是性情问题，还是她精神异常的早期症状。

　　　　到了 14 岁，她在乎她的指甲、新发型，远远超过自己的不当言行。目前她在寄宿治疗学校，还好，她昨晚给我打电话，这是 16 年来第一次！她问起我她背部和手臂上的伤疤，过了这么多年她终于准备好问这个问题了。对此我有心理准备，但还是很难解释。我告诉她，事情发生在哥伦比亚，在我第一次见到她和她 14 个月时那段时间。除此以外，我没有过多解释。她的新治疗师说，放下电话后她的心情变得很灰暗，接着"表现出边缘性人格的所有行为"。我想，我刚刚提到，当初看到她很可爱，我被吸引住了；后来看到她的伤疤，我下决心要把她带离那个国家。领养机构告诉我，她跌倒了，但看起来像被人用棍棒打过，起码我们的儿科医生是这么说的。

"边缘性人格的所有行为"，就是无望的空虚与暴怒交替，接着很快回到孤僻，最终又像什么事也没发生过一样。治疗师说，朱丽亚的母亲挣扎了好多年才寻求帮助。

导致领养孩子患 BPD 的高危因素

为什么被领养的孩子患 BPD 的风险更高？

首先，亲生父母的精神健康史是未知数，有可能孩子遗传了精神疾病的基因。而且，如果一个孩子的性情和养父母明显不同，养父母就很容易被人误解，认为是他们为孩子造就了不良的生长环境。在我们寄宿病区普遍看到的情况是，孩子情绪非常强烈，容易失控，但养父母性格很内敛。如果性情是由基因决定的（看起来是这样），那么孩子很可能遗传了亲生父母刚烈的性格；不巧又遇到冷漠或情绪不稳定的养父母，就很难形成良好的依恋关系，也无法形成稳定的自我形象。

用另一种方式思考这个问题，就是每个人交往的朋友往往都性情相投。有句谚语说，"羽毛相同的鸟会相聚在一起"，患有 BPD 的孩子们就像羽毛有差异的鸟，很难合得来。

另一个浮现的问题是，被领养的孩子想到他们被亲生父母抛弃时，总有这样的疑问："我自己的父母都抛弃我，其他人怎么不会？"这个恐惧很可能是 BPD 患者经常担心被抛弃的起因，即亲生父母的缺失，导致被领养的孩子产生失落感和被抛弃感。此外还有其他形式的失落，比如因为被收养与兄弟姐妹、祖父和其他家人分离。我们病区的青少年就经常因语言或文化差异等原因而情绪失落，尤其是从国外收养的孩子。

　　我们无从知道，如果这些孩子跟他们的亲生父母一起生活，或被性情相近的养父母收养，他们还是否会发展成 BPD 呢？

　　再一个值得关注的问题是，被领养的孩子通常到了青春期便开始质疑他们的身份问题。对于被领养的孩子来说，青少年阶段的身份认同问题更为严重。因为他们是被领养的，他们会问他们的亲生父母是谁、为什么变成这样、为什么被领养、他们跟亲生父母是否相像，以及他们在教育、社会阶层和文化上的归属等问题。患有 BPD 的孩子在身份认同上困难很大，其中被领养孩子可能更加迷茫。

　　有一个案例，一个富有的白人上流社会家庭领养了一个来自菲律宾的女孩，发现女儿在 14 岁时开始出现问题。他们没有觉察到，家里雇的一个清洁团队每礼拜来打扫两次，所有清洁工都是来自菲律宾的年轻女性。这个女孩告诉我们，她与这些清洁工更亲近，她们的言谈举止比她的领养家庭更让她感到契合。看到清洁工们相对贫穷，她突然对自己家的富足感到不自在。她自我感觉变得很困惑，进而导致心理危机，出现自伤和自杀念头。治疗花费了好多个月，她的家庭意识到，要想她康复，有必要让她与原生地的文化产生关联。

兄弟姐妹的竞争

被领养的孩子面临的另一个复杂问题，是和领养者亲生孩子的关系。

卡罗斯是新墨西哥州转介过来的，他已经抑郁多年，而且没什么疗法或药物对他有效。他的父母告诉我们，他的生母是一位来自墨西哥农民家庭的未婚少女，他出生不久就被收养。因为养母不育，夫妻对能够收养卡罗斯感到幸运，觉得他是个神奇的孩子。

不过，几年后，养母怀孕了。怀孕过程很艰难，所以她花在卡罗斯身上的时间就少了。亲生儿子提早出生，使她在之后的 4 个月花更多时间在早产儿身上，不断进出医院。

那时卡罗斯虽然没有表现出行为问题，但变得闷闷不乐、与人疏远。他和弟弟从来没有建立起亲密关系。不是关系坏，仅仅是不亲密。她的养母承认，因为亲生儿子身体虚弱，她得花更多的时间陪伴照顾。

卡罗斯的疏离后来演变成抑郁，他的父母在他 11 岁生日后为他寻求治疗。最终，卡罗斯发展到自伤，他来到我们病区时，浑身都是疤痕。经过几个月的治疗，他开始讲述他的母亲爱弟弟胜于爱自己，他对弟弟的出生充满了怨恨，因为弟弟一直生病，他的愤怒又无从表达。

在卡罗斯的脑海里，总是不断浮现这样的想法：他是否有资格得到足够的爱？因为生母抛弃了他，而养母则是把他作为替代品，现在又有了自己的孩子，让他觉得再次被抛弃。

对于极其敏感的孩子，这些早期依恋关系很关键，会影响他们成长的整个过程。

善意的爱，错误的方式

在上一章中，我们讲述了肖恩的故事，其中的观点涉及被收养的 BPD 患孩的经历，这对养育亲生 BPD 患孩的父母同样有益。这里我们来回顾一下肖恩妈妈的讲述：

> 迹象是有的，但我们没有觉察到。我们充满信心、积极乐观，踏上人生之旅，带着天真和热情组建了家庭。是先天基因还是后天养育更有效？作为养父母，我们坚信，给孩子营造充满爱的家庭环境，会引导他养成外向合群的性格。
>
> 但大自然有一股强大的力量，赋予肖恩一种性情，拒绝我们凭主观意愿去塑造他。我们不懈的努力其实是有误导性的。我们一心想让他摆脱谨慎、退缩的个性，很早就不停地改变他，还不断加码，让他接触新的生活。没想到他的真实性格如此脆弱，引发了层层创伤。

家长需要具有这样深思熟虑的能力，能够接受孩子和父母不一样的感受。假以时日，这有助于扭转家庭的负面氛围。但要做到这样的接纳和包容，治疗师需要家长的配合，以非责备、非判断性的态度接受孩子现状，专注于使整个家庭过上值得过的生活。这样的态度对亲生和领养家庭同样适用。

第十四章

BPD：一种预后良好的疾病

与许多其他慢性病如艾滋病和癌症一样（它们最初都曾被误解），BPD被公认为医生很不情愿接手治疗的疾病。一旦被诊断为BPD，患者注定要经历精神痛苦、被评头论足和被排斥的人生。医院工作人员认为BPD患者很有控制欲，很可能对病房环境造成严重破坏。好在如其他慢性疾病一样，近年来对BPD的研究进展使其比以前更容易被理解，针对BPD的新疗法也提高了康复率，带来了更好的结果。

在深入探讨前，我们先介绍一下关于BPD最新且有前景的研究。2013年，加拿大研究人员对18岁前被诊断为BPD的青少年做了一项关于长远预后的研究。他们历时10年，跟踪调查了47名少女，其中31人被诊断为BPD，其他16人未被诊断。4年多后，31名女孩中只剩下11人仍然符合BPD诊断标准，并且没有新增病例。当然，那些仍然符合诊断标准的人，更有可能遭受重度抑郁和滥用药物，并有儿童期性虐待经历。关键是，大多数符合BPD诊断标准的青少年有希望在4年后症状消失。

昨天

早期研究对 BPD 预后持不乐观态度。BPD 不仅仅是一种诊断，还是一个标签，一旦贴上，就无法去除。

我第一次对 BPD 感兴趣，是在 20 世纪 90 年代初。当时可供参阅的文献资料数量有限，其中一项研究特别引起我的兴趣：医学博士托马斯·麦克格莱山（Thomas McGlashan）报告了他对长期住院的 BPD 患者的研究结果。他指出，BPD 患者的典型病程是：他们 20 多岁和 30 岁出头时工作和社交能力普遍较差，而到了 40 多岁，工作能力得到改善并趋于稳定。他还发现，有一组病人 50 岁左右时病情恶化，原因通常是离婚、配偶死亡或一段重要关系的破裂。

上述研究非常重要，这是第一次有人发现 BPD 患者的功能会有所改善或病情有所好转。这给人们带来了希望。记得当时我想："好吧，如果我的患者能再坚持 15 到 20 年，他们会有好转！"当然我同时也想到，15 至 20 年对一些患者来说是漫长的煎熬。

麦克格莱山还发现，一个人年龄越大，他或她继续患 BPD 的可能性就越小，好像 BPD 患者的怒火会自行烧尽一样。这意味着，如果 BPD 患者能够存活足够长的时间，他们的情况就有望好转。

今天

以下是一位 17 岁患者对心理医生描述的自身感受：

你可能对任何事情都没有百分之百把握，但我绝对肯定我活在地狱中，这可能是我唯一能确定的事情。我从心底相信我不属于这个世界。有些人有糟糕的日子，而我拥有的是糟糕的人生。我曾经很惊讶地发现，当我以为我已经跌到谷底，其实还有更糟的在等着我。现在我不认为还会有什么让我惊讶了。我知道情况会越来越糟糕，说实话，任何人在我这种状况下哪怕度过一天，都恨不得去跳楼。

　　我怎么可能告诉这个年轻的女孩，她要做的就是熬过未来的15至20年，然后一切就会好起来，除非她离婚、分手或者经历了配偶死亡？面对这样无尽的痛苦，谁不会考虑以自杀作为解脱？

　　现在，我们看到了新的希望。除了上述加拿大的研究，澳大利亚的一项研究也发现，15岁至18岁的BPD青少年患者，在两年后的随访中只有40%还符合诊断标准。这个数字看起来还相当大，但它与其他常见精神疾病数据比还是小很多。例如，那些在青春期患精神分裂症的人，80%—90%成年后还继续患有这种病。

　　另一项为期10年、对青春期双胞胎BPD患者的研究也发现，从14岁到24岁，他们的BPD诊断率有所下降，而且每过两三年，他们的症状会显著减弱。这些发现与上述研究相似，表明大多数人成年后就不再符合BPD诊断标准了。

　　我们不知道还有哪些因素能够预测青少年BPD的预后，但我们医院精神科的初步研究表明，儿童期受到性虐待和药物滥用会使结果恶化——这个结论再次与成年 BPD 的研究一致，这些因素同样影响成人 BPD 患者的预后。成年 BPD 患者如果执行能力差，意味着他们更易冲动，行为和反应都不能深思熟虑，从而导致更糟糕的结果。

麦克莱恩医院一项针对成人的大型研究——人格障碍的合作性追踪研究表明：随访发现，85% 的 BPD 患者在 10 年中病情缓解。这意味着 10 年后，他们不再符合 BPD 诊断标准。只有 11% 的人复发，这意味着只有一小部分 BPD 患者治愈后再发病。关键是：一旦这种疾病进入缓解状态，通常会保持下去。

另一项大型研究——麦克莱恩医院成人发展研究发现，近 75% 的患者患病 6 年后不再有活跃的症状；之后，只有 6% 的患者复发。我们的看法是，如果我们能在发病过程中更早地发现 BPD 症状，就会进一步缩短治愈时间。这项主要针对 BPD 成年患者的研究，稍后会在本章进行全面阐述。

明天

玛丽·扎纳里尼博士是世界上最著名的 BPD 研究者之一，她长期专注于 BPD 成年患者的研究，跟踪这个群体超过 20 年。目前她已发起对 BPD 青少年患者的研究，未来几年，我们将报道收集到的数据。以下是她的一些重要发现：

- 经过 6 年的治疗后，BPD 病人活跃症状的消失比之前的预想要普遍得多。多年来，临床医生一直认为这群患者的治疗注定失败，但麦克莱恩医院的一项研究显示，74% 的患者在 6 年后活跃症状消失。

· 这样的缓解总体来说是稳定的。病情一旦缓解，复发的可能性不大，只有 6% 左右。这意味着患者一旦好转，复发概率低，这是个好消息。

· 自杀致死率远低于预期——约为 4%，而之前的研究结果都认为是 10%。此外，需要住院治疗的 BPD 患者的自杀率，高于无需住院治疗的 BPD 门诊患者。

· 基于这项研究，BPD 的症状可以分为两类——一类可以迅速缓解，另一类需要更长的时间才能缓解。相对而言，易于快速改善的症状包括自杀倾向、自伤和冲动，这类症状往往是决定采取昂贵的治疗手段的直接原因，例如精神病院住院治疗。而与持续的社会心理障碍密切相关的症状则更难治疗，例如，长期的强烈的愤怒感、空虚感和极度的被抛弃感等。

· 随着时间的推移，总体上 BPD 患者能够不断改善他们的生活能力。多位研究人员发现，BPD 患者通往成年期的发育比较迟缓，一些大脑影像和脑电图研究表明，BPD 患者的大脑发育比非患者迟缓。

研究人员最后得出的结论令人振奋：所有这些发现综合表明，BPD 预后比之前所认为的要好。

尽管持这种乐观态度，有必要重申基拉·范·格里德（Kiera van Gelder）——《佛陀与边缘性人格》一书作者、BPD 小伙伴互助康复运动发起人——关于康复的看法:"你可以称我为梦想家,但我期待着有一天,接受过 BPD 治疗的人能够参与决定治疗是否有效。临床医生所定义的缓解,不一定是值得我们活下去的状态。"

基于此,我们再来考察一些有价值的具体研究。

BPD 与创伤后应激障碍

一项 2006 年的研究注意到,关于共病 PTSD 对 BPD 患者影响方面的文献很有限。研究人员发现,共病 PTSD 的 BPD 患者所承受的痛苦、身体疾病、焦虑和抑郁水平等,都明显高于单纯的BPD 患者。前者可能需要更高强度的临床服务来减少痛苦和改善其功能。毫无疑问,我们的临床经验还告诉我们,BPD 患者如果共病 PTSD 以及其他精神问题,如双相情感障碍或滥药,情况会更糟糕。

2014 年,我的同事辛西娅·卡普兰博士提交的一份初步研究报告指出:共病 PTSD 的 BPD 青少年患者,比起单独患 BPD 的青少年,入院时 BPD 症状更为突出,病情更严重。经过治疗,他们的病情有所改善,但出院时仍有症状。

令人兴奋的是,通过卡普兰的努力,由华盛顿大学研究人员梅兰尼·哈内德(Melanie Harned)博士领衔,我们针对共病 PTSD 的青少年 BPD 患者实施了延长暴露治疗方案。这种疗法要求 BPD 青少年患者大声地详细说出事件过程,反复回顾创伤性经历。他们的口述还被录制下来,孩子们在疗程中回听录音,最大限度地提高了疗效。以这种方式回顾过去可以促进治疗过程,青少年意识到他或她能够处理与记忆相关的痛苦。我们发现，一旦患者完成了这项治疗，BPD 和 PTSD 症状都会大幅减少。

2006 年，一项德国的研究发现，自杀是该国青少年死亡的第二大原因。研究人员进一步指出，冲动、自伤行为、抑郁和行为不端使这些青少年处于自杀和自杀倾向的高风险中（这是意料之中的，与导致美国青少年自杀的风险因素相似）。

由于 DBT 是直接针对自杀倾向的疗法，因此，研究人员要测试它是否对治疗青少年 BPD 患者有效。他们对多次企图自杀的青少年患者展开研究，发现在研究期间接受 DBT 治疗的患者，没有再出现自杀企图。作为一个起点，这类研究改变了治疗高度自杀倾向青少年的临床医生的看法和态度，他们终于找到一个有研究基础支持的治疗方法，从而减低了他们因长时间面对极端行为而出现的倦怠。这对于 BPD 患者也是福音，因为过往这些患者很难找到愿意接诊的治疗师。

国际上对边缘性人格障碍的类似研究结果

从德国到澳大利亚，从加拿大到日本，BPD 研究正在世界各地展开。虽然这些文化存在一些社会差异，有时甚至很显著，但研究结果相当类似。

在 2006 年的一项研究中，日本研究人员回顾了 1973 年至 1989 年，72 名曾在大学医院接受治疗的 BPD 患者的记录。这 72 人中有 5 人自杀，占 7%，该比例与美国和加拿大研究人员的发现相似。显著有别于美国的研究结论是，日本 BPD 患者更多是与家人生活在一起。日本的研究人员还发现，家庭成员的过度参与会导致病人结局不佳，这很有趣，因为以前许多家庭会被临床医生批评参与不够。过度介入的家庭有时过于保护 BPD 患者，使得他们有依赖性而无法成长；此外，过度介入也会在试图摆脱依赖的家庭成员之间引发冲突和怨恨。研究还发现，住院次数越多，预后越差。

所有研究的总结

研究表明，在整个生命周期，从青年期到成年期的自然成长过程中，BPD 患者的发病率在下降。然而也有证据表明，不同的症状有不同的发展模式。例如，随着年龄增长，青少年的冲动下降较快，但情绪症状和愤怒往往会持续下去。

不过，几乎所有的研究都是针对那些接受治疗的人，我们并不知道那些从不寻求治疗的人会怎样。例如，冲动会因为治疗而减少吗？为此，德国 2013 年的一项研究，跟踪调查了 2488 名不同年龄段的人，他们从青春期到成年后期从未接受过治疗。研究人员通过比较 BPD、冲动和抑郁的发病率，发现 BPD 患病率随着青少年的年龄增长而急剧下降，然后达到某个稳定水平。青少年长大了，冲动也减少了，但抑郁症发病率反而增加，而且青少年时期患BPD 会导致长期的负面情绪状态。

治疗结果总结

正如本章所述，对青少年 BPD 的研究正处在起步阶段。初步研究表明，4 年内超过 60% 的青少年 BPD 患者将不再符合诊断。这个研究结果支持对出现症状的青少年要及时作出 BPD 诊断；反之，如果不作出诊断，或误诊为其他疾病，儿童就会被迫服用不必要的药物，延长其痛苦。及早的、有效的和全面的治疗，意味着患者的不良行为模式不至于被强化。如果介入太晚，已经固化的行为处理起来就很棘手。我之前说过，在我的临床经验中，很少有成年 BPD 患者在青春期没有相应症状，所以青少年出现 BPD 症状而得不到治疗，则未来堪忧。

最近有人问我："如果你是误诊了，这等于你是在教非 BPD 患者一些技能，那怎么办？"

我认为这没有问题。这有两个理由：首先，我们接触到的青少年，通常都涉及一些与自伤或自杀念头相关的问题行为，这些症状也必须治疗；其次，我们教授的技巧，比如如何解决冲突和调节情绪，也适用于青少年生活的方方面面，包括考试焦虑、怯场、人际纠纷和许多其他情况。家长们有时会说，他们不知道自己孩子学了什么；我可以很肯定地说，他们学到了日常生活中对他们有帮助的技能。在我看来，以技能为基础的 DBT 治疗几乎没有负面作用。

在我们医院完成了 DBT 强化治疗的青少年家长反馈说，他们的孩子大多数疗效良好（不久的将来，我们将做更正式的研究来研判治疗结果）。其中，16 岁女孩林赛，在一次严重的自杀企图后入院，当时她的家庭正处于危机之中，现在她出院了。她的父母说："除了一些小问题，林赛目前表现得很好，我们大家共同进步，或各自都有进步。我每天都在学习，加强积极的一面，弃绝消极的一面。我们在互相学习，一切都好！"

附　录

在这本书的第 1 版中，我为家长和临床医生提供了一份资源清单。但本书出版后不久，这些资源有了一些变化。正因为此，本书中我不再列举具体的项目名称，因为这些资源几乎每个月都会发生一些变化。我会列出那些在倡导和教育方面处于前沿的组织，并鼓励家长通过使用这些资源和互联网，取得最新的资讯。

网络资源

边缘性人格障碍资源中心（www.bpdresourcecenter.org）

康奈尔医学院的医院边缘性人格障碍资源中心，是专门为受边缘性人格障碍影响的人们设立的，目的是帮助他们找到最前沿的 BPD 信息和可用的治疗资源。

BPD 中心（www.bpdcentral.com）

BPD 中心是一个为关心 BPD 患者的人提供资源清单的网站，它也是关于 BPD 最早和最大的网站。

今日 BPD（www.borderlinepersonalitytoday.com ）

这个网站的宗旨是给临床医生和那些想要得到更好治疗的家庭

和消费者，提供最新精神疾病资讯。

辩证行为疗法自助网（www.dbtselfhelp.com/index.html）

这个网站为那些寻求关于辩证行为疗法的人提供全面、通俗易懂的信息服务。

美国精神疾病联盟（www.nami.org）

美国精神疾病联盟是美国最大的基层精神健康组织，致力于改善重度精神疾病患者及其家人的生活。该组织成立于 1979 年，现已成为美国精神疾病方面的权威机构。NAMI 是一个全国性组织，在每个州和许多地方社区都设有分会，通过教育、宣传、支持团体以及提供治疗途径和服务来提高人们对于精神疾病的认识。

美国国家边缘人格障碍教育联盟（www.borderlinepersonalitydisorder.com）

该机构的任务是提高人们对于 BPD 的认识，提供关于 BPD 相关知识的教学，促进 BPD 相关研究，进而提高那些深受此病影响的人的生活质量。

人格障碍感知网络（www.pdan.org/bpd.php）

人格障碍感知网络（PDAN）是一个非营利组织，致力于帮助儿童、家庭和个人理解和应对各种人格障碍的项目。PDAN 成立于 2001 年，旨在提高公众对人格障碍的认识。

美国人格障碍治疗和研究促进协会（www.tara4bpd.org）

美国人格障碍治疗和研究促进协会（TARA）的使命是促进人格障碍领域的研究和教育，特别针对但又不局限于边缘性人格障碍；支持对有关人格障碍的起因、心理生物学和治疗方法的研究；支持和鼓励针对精神健康专业人员、精神健康服务的消费者、家庭和／或整个社区的教育项目和努力，从而减少人格障碍的耻辱感和提高对人格障碍的认识；传播有关病因和治疗的可用信息；并倡导实现所有这些目标。

推荐书籍

Borderline Personality Disorder Demystified: An Essential Guide for Understanding and Living with BPD by Robert O. Friedel, MD

Dialectical Behavior Therapy with Suicidal Adolescents by Alec L. Miller, PsyD; Jill H. Rathus, PhD; and Marsha M. Linehan, PhD

Get Me Out of Here: My Recovery from Borderline Personality Disorder by Rachel Reiland

Siren's Dance: My Marriage to a Borderline: A Case Study by Anthony Walker, MD

Surviving a Borderline Parent: How to Heal Your Childhood Wounds & Build Trust, Boundaries, and Self-Esteem by Kimberlee Roth and Freda B. Friedman, PhD, LCSW

Understanding and Treating Borderline Personality Disorder: A Guide for Professionals and Families edited by John G. Gunderson, MD, and Perry D. Hoffman, PhD

参考书目

期刊文章

Abbar, M., P. Courtet, F. Bellivier, M. Leboyer, J. P. Boulenger, D. Castelhau, M. Ferreira, C. Lambercy, D. Mouthon, A. Paoloni-Giacobino, M. Vessaz, A. Malafosse, and C. Buresi. "Suicide Attempts and the Tryptophan Hydroxylase Gene," *Nature*, 2001, 6(3):268–73.

Adachi, T., T. Masumura, M. Arai, N. Adachi, S. Akazawa, and H. Arai. "Self-Administered Electroconvulsive Treatment with a Homemade Device," *Journal of ECT*, 2006, 22(3):226–27.

Agrawal, H. R., J. Gunderson, B. M. Holmes, K. Lyons-Ruth. "Attachment Studies with Borderline Patients: A Review," *Harvard Review of Psychiatry*, 2004, 12(2):94–104.

Akiskal, H. S., M. L. Bourgeois, J. Angst, R. Post, H. Moller, and R. Hirschfeld. "Re-evaluating the Prevalence of and Diagnostic Composition within the Broad Clinical Spectrum of Bipolar Disorders," *Journal of Affective Disorders*, 2000, 59(Supplement 1):S5–S30.

Anderson, S. W., A. Bechara, H. Damasio, et al. "Impairment of Social and Moral Behavior Related to Early Damage in Human Prefrontal Cortex," *National Neuroscience*, 1999, 2:1032–37.

Archer, R. P., J. D. Ball, and J. A. Hunter. "MMPI Characteristics of Borderline Psychopathology in Adolescent Inpatients," *Journal of Personality Assessment*, 1985, 49(1):47–55.

Arranz, B., A. Eriksson, E. Mellerup, P. Plenge, and J. Marcusson. "Brain 5-HT1A, 5-HT1D and 5-HT2 Receptors in Suicide Victims," *Biological Psychiatry*, 1994, 35(7):457–63.

Asaad, T., T. Okasha, and A. Okasha. "Sleep EEG Findings in ICD-10 Borderline Personality Disorder in Egypt," *Journal of Affective Disorders*, 2002, 71(1-3):11–18.

Asberg, M. "Neurotransmitters and Suicidal Behavior: The Evidence from Cerebrospinal Fluid Studies," *Annals of the New York Academy of Sciences*, 1997, 836:158–81.

Asnis, G. M., J. Eisenberg, H. M. van Praag, C. Z. Lemus, J. M. Harkvay Friedman, and A. H. Miller. "The Neuroendocrine Response to Fenfluramine in Depressive and Normal Controls," *Biological Psychiatry*, 1988, 24:117–20.

Atmaca, M., M. Kuloglu, E. Tezcan, O. Gecici, and B. Ustundag. "Serum Cholesterol and Leptin Levels in Patients with Borderline Personality Disorder," *Neuropsychobiology*, 2002, 45(4):167–71.

Avdibegovic, E., and O. Sinanovic. "Consequences of Domestic Violence on Women's Mental Health in Bosnia and Herzegovina," *Croatian Medical Journal*, 2006, 47(5):730–41.

Bargh, J. A., and K. Y. McKenna. "The Internet and Social Life," *Annual Review of Psychology*, 2004, 55:573–90.

Barnow, S., C. Spitzer, H. J. Grabe, C. Kessler, and H. J. Freyberger. "Individual Characteristics, Familial Experience, and Psychopathology in Children of Mothers with Borderline Personality Disorder," *Journal of the American Academy of Child and Adolescent Psychiatry*, 2006, 45(8):965–72.

Bateman, A., and P. Fonagy. "Effectiveness of Partial Hospitalization in the Treatment of Borderline Personality Disorder: A Randomized Controlled Trial," *American Journal of Psychiatry*, 1999, 156:1563–69.

Battle, C. L., M. T. Shea, D. M. Johnson, S. Yen, C. Zlotnick, M. C. Zanarini, C. A. Sanislow, A. E. Skodol, J. G. Gunderson, C. M. Grilo, T. H. McGlashan, and L. C. Morey. "Childhood Maltreatment Associated with Adult Personality Disorders: Findings from the Collaborative Longitudinal Personality Disorders Study," *Journal of Personality Disorders*, 2004, 18(2):193–211.

Becker, A. E., R. A. Burwell, S. E. Gilman, D. B. Herzog, and P. Hamburg. "Eating Behaviors and Attitudes Follow Prolonged Exposure to Television among Ethnic Fijian Adolescent Girls," *British Journal of Psychiatry*, 2000, 180:509–14.

Becker, D. F., C. M. Grilo, W. S. Edell, and T. H. McGlashan. "Comorbid-ity of Borderline Personality Disorder with Other Personality Disorders in Hospitalized Adolescents and Adults," *American Journal of Psychiatry*, 2000, 157(12):2011–16.

Becker, D. F., C. M. Grilo, W. S. Edell, and T. H. McGlashan. "Diagnos-tic Efficiency of Borderline Personality Disorder Criteria in Hospitalized Adolescents: Comparison with Hospitalized Adults," *American Journal of Psychiatry*, 2002, 159(12):2042–47.

Becker, D. F., T. H. McGlashan, and C. M. Grilo. "Exploratory Factor Analysis of Borderline Personality Disorder Criteria in Hospitalized Adolescents," *Comprehensive Psychiatry*, 2006, 47(2):99–105.

Bellino, S., E. Paradiso, and F. Bogetto. "Oxcarbazepine in the Treatment of Borderline Personality Disorder: A Pilot Study," *Journal of Clinical Psychia-try*, 2005, 66(9):1111–15.

Bellino, S., L. Patria, E. Paradiso, R. Di Lorenzo, C. Zanon, M. Zizza, and F. Bogetto. "Major Depression in Patients with Borderline Personality Disorder: A Clinical Investigation," *Canadian Journal of Psychiatry*, 2005, 50(4):234–38.

Berk, M. S., E. Jeglic, G. K. Brown, G. R. Henriques, and A. T. Beck. "Char-acteristics of Recent Suicide Attempters with and without Borderline Per-sonality Disorder," *Archives of Suicide Research*, 2007, 11(1):91–104.

Berlin, H. A., E. T. Rolls, and S. D. Iversen. "Borderline Personality Disorder, Impulsivity, and the Orbitofrontal Cortex," *American Journal of Psychiatry*, 2005, 162(12):2360–73.

Bolton, E. E., K. T. Mueser, and S. D. Rosenberg. "Symptom Correlates of Posttraumatic Stress Disorder in Clients with Borderline Personality Disor-der," *Comprehensive Psychiatry*, 2006, 47(5):357–61.

Bradley, R., C. Zittel Conklin, and D. Westen. "The Borderline Personality Diagnosis in Adolescents: Gender Differences and Subtypes," *Journal of Child Psychology and Psychiatry*, 2005, 46(9):1006-19.

Brambilla, P., P. H. Soloff, M. Sala, M. A. Nicoletti, M. S. Keshavan, and J. C. Soares. "Anatomical MRI Study of Borderline Personality Disorder Pa-tients," *Psychiatry Research*, 2004, 131(2):125–33.

Brassington, J., and R. Krawitz. "Australasian Dialectical Behaviour Therapy Pilot Outcome Study: Effectiveness, Utility and Feasibility," *Australasian Psychiatry*, 2006, 14(3):313–19.

Brodsky, B. S., K. M. Malone, S. P. Ellis, R. A. Dulit, and J. J. Mann. "Characteristics of Borderline Personality Disorder Associated with Suicidal Behavior," *American Journal of Psychiatry*, 1997, 154(12):1715–19.

Brown, J. D., K. W. Childers, and C. S. Waszak. "Television and Adolescent Sexuality," *Journal of Adolescent Health Care*, 1990, 11(1):62–70.

Chabrol, H., K. Chouicha, A. Montovany, S. Callahan, E. Duconge, and H. Sztulman. "Personality Disorders in a Nonclinical Sample of Adolescents," *L'Encephale*, 2002, 28(6 Pt 1):520–24.

Chanen, A. M., H. J. Jackson, P. D. McGorry, K. A. Allot, V. Clarkson, and H. P. Yuen. "Two-Year Stability of Personality Disorder in Older Adolescent Outpatients," *Journal of Personality Disorders*, 2004, 18(6):526–41.

Chen, E. Y., M. Z. Brown, T. T. Lo, and M. M. Linehan. "Sexually Transmitted Disease Rates and High-Risk Sexual Behaviors in Borderline Personality Disorder versus Borderline Personality Disorder with Substance Use Disorder," *Journal of Nervous and Mental Disease*, 2007, 195(2):125–29.

Chethik, M. "The Borderline Child." In *Basic Handbook of Child Psychiatry*, J. Noshpitz, ed. New York: Basic Books, 1979.

Coccaro, E. F., L. J. Siever, H. M. Klar, G. Mauer, K. Cochrane, T. B. Cooper, et al. "Serotonin Studies in Patients with Affective and Personality Disorders," *Archives of General Psychiatry*, 1989, 46:587–99.

Cohen, P., H. Chen, T. N. Crawford, J. S. Brook, and K. Gordon. "Personality Disorders in Early Adolescence and the Development of Later Substance Use Disorders in the General Population," *Drug and Alcohol Dependence*, 2007, 88S1:S71–S84.

Crandell, L. E., M. P. H. Patrick, and R. P. Hobson, "Still-Face Interactions between Mothers with Borderline Personality Disorder and Their 2-Month-Old Infants," *The British Journal of Psychiatry*, 2003, 183:239–47.

Crawford, T. N., P. Cohen, and J. S. Brook. "Dramatic-Erratic Personality Disorder Symptoms: I. Continuity from Early Adolescence into Adulthood," *Journal of Personality Disorders*, 2001, (4):319–35.

Crick, N. R., D. Murray-Close, and K. Woods. "Borderline Personality Features in Childhood: A Short-Term Longitudinal Study," *Developmental Psychopathology*, 2005, 17:1051–70.

Crowell, S. E., T. P. Beauchaine, E. McCauley, C. J. Smith, A. L. Stevens, and P. Sylvers. "Psychological, Autonomic, and Serotonergic Correlates of Parasuicide among Adolescent Girls," *Developmental Psychopathology*, 2005, 17(4):1105–27.

Crumley, F. E. "Adolescent Suicide Attempts and Borderline Personality Disorder: Clinical Features," *Southern Medical Journal*, 1981, 74(5):546–49.

Davidson, K., J. Norrie, P. Tyrer, A. Gumley, P. Tata, H. Murray, and S. Palmer. "The Effectiveness of Cognitive Behavior Therapy for Borderline Personality Disorder: Results from the Borderline Personality Disorder Study of Cognitive Therapy Trial," *Journal of Personality Disorders*, 2006, 20(5):450–65.

Davidson, M., R. Mohs, and L. J. Siever. "Affective and Impulsive Personality Traits in the Relatives of Patients with Borderline Personality Disorder," *American Journal of Psychiatry*, 1991, 148(10):1378–85.

Deans, C., and E. Meocevic. "Attitudes of Registered Psychiatric Nurses Towards Patients Diagnosed with Borderline Personality Disorder," *Contemporary Nurse*, 2006, 21(1):43–49.

De la Fuente, J. M., P. Tugendhaft, and N. Mavroudakis. "Electroencephalographic Abnormalities in Borderline Personality Disorder," *Psychiatry Research*, 1998, 77(2):131–38.

Deltito, J., L. Martin, J. Riefkohl, B. Austria, A. Kissilenko, C. Corless, and P. Morse. "Do Patients with Borderline Personality Disorder Belong to the Bipolar Spectrum?" *Journal of Affective Disorders*, 2001, 67(1-3):221–28.

Dinn, W. M., C. L. Harris, A. Aycicegi, P. B. Greene, S. M. Kirkley, and C. Reilly. "Neurocognitive Function in Borderline Personality Disorder," *Progress in Neuropsychopharmacology*, 2004, 28(2):329–41.

Donegan, N. H., C. A. Sanislow, H. P. Blumberg, R. K. Fulbright, C. Lacadie, P. Skudlarski, J. C. Gore, I. R. Olson, T. H. McGlashan, and B. E. Wexler. "Amygdala Hyperreactivity in Borderline Personality Disorder: Implications for Emotional Dysregulation," *Biological Psychiatry*, 2003, 54(11):1284–93.

Dubo, E. D., M. C. Zanarini, R. E. Lewis, and A. A. Williams. "Childhood Antecedents of Self-Destructiveness in Borderline Personality Disorder," *Canadian Journal of Psychiatry*, 1997, 42(1):63–69.

Dulit, R. A., M. R. Fyer, A. C. Leon, B. S. Brodsky, and A. J. Frances. "Clinical Correlates of Self-Mutilation in Borderline Personality Disorder," *American Journal of Psychiatry*, 1994, 151:1305–11.

Ebner-Priemer, U. W., S. Badeck, C. Beckmann, A. Wagner, B. Feige, I. Weiss, K. Lieb, and M. Bohus. "Affective Dysregulation and Dissociative Experience in Female Patients with Borderline Personality Disorder: A Startle Response Study," *Journal of Psychiatric Research*, 2005, 39(1):85–92.

Engel, M. "Psychological Testing of Borderline Psychotic Children," *Archives of General Psychiatry*, 1963, 8:426–34.

Fallon, P. "Traveling Through the System: The Lived Experience of People with Borderline Personality Disorder in Contact with Psychiatric Services," *Journal of Psychiatric and Mental Health Nursing*, 2003, 10(4):393–401.

Feske, U., B. Mulsant, P. Pilkonis, P. Soloff, D. Dolata, H. Sackeim, and R. F. Haskett. "Clinical Outcome of ECT in Patients with Major Depression and Comorbid Borderline Personality Disorder," *American Journal of Psychiatry*, 2004, 161:2073–80.

Fleischhaker, C., M. Munz, R. Bohme, B. Sixt, and E. Schulz. "Dialectical Behaviour Therapy for Adolescents (DBT-A)—A Pilot Study on the Therapy of Suicidal, Parasuicidal, and Self-Injurious Behaviour in Female Patients with a Borderline Disorder," *Zeitschrift fur Kinder- und Jugendpsychiatrie und Psychotherapie*, 2006, 34(1):15–25.

Fossati, A., L. Novella, D. Donati, M. Donini, and C. Maffei. "History of Childhood Attention Deficit/Hyperactivity Disorder Symptoms and Borderline Personality Disorder: A Controlled Study," *Comprehensive Psychiatry*, 2002, 43(5):369–77.

Frankenburg, F. R., and M. C. Zanarini. "Divalproex Sodium Treatment of Women with Borderline Personality Disorder and Bipolar II Disorder: A Double-Blind Placebo-Controlled Pilot Study," *Journal of Clinical Psychiatry*, 2002, 63(5):442–46.

Fruzzetti, A. E., P. D Hoffman, and Swenson, C. "Advances in Theory and Practice: Dialectial Behavioral Therapy—Family Skills Training," *Family Process*, 1999, 38:399–414.

Gardner, D. L., and R. W. Cowdry. "Alprazolam-Induced Dyscontrol in Borderline Personality Disorder," *American Journal of Psychiatry*, 1985, 142(1):98–100.

Gest, S. "Behavioral Inhibition: Stability and Associations with Adaptation from Childhood to Early Adulthood," *Journal of Personality and Social Psychology*, 1997, 72:467–75.

Giesen-Bloo, J., R. van Dyck, P. Spinhoven, W. van Tilburg, C. Dirksen, T. van Asselt, I. Kremers, M. Nadort, and A. Arntz. "Outpatient Psychotherapy for Borderline Personality Disorder: A Randomized Trial of Schema Focused Therapy versus Transference Focused Therapy," *Archives of General Psychiatry*, 2006, 63(6):649–58.

Golier, J. A., R. Yehuda, L. M. Bierer, V. Mitropoulou, A. S. New, J. Schmeidler, J. M. Silverman, and L. J. Siever. "The Relationship of Borderline Personality Disorder to Posttraumatic Stress Disorder and Traumatic Events," *American Journal of Psychiatry*, 2003, 160(11):2018–24.

Goodman, M., and A. S. New. "Impulsive Aggression in Borderline Personality Disorder," *Current Psychiatry Reports*, 2000, 2(1):56–61.

Grilo, C. M., D. F. Becker, D. C. Fehon, M. L. Walker, W. S. Edell, and T. H. McGlashan. "Gender Differences in Personality Disorders in Psychiatrically Hospitalized Adolescents," *American Journal of Psychiatry*, 1996, 153(8):1089–91.

Grilo, C. M., C. A. Sanislow, A. E. Skodol, J. G. Gunderson, R. L. Stout, M. T. Shea, M. C. Zanarini, D. S. Bender, L. C. Morey, I. R. Dyck, and T. H. McGlashan. "Do Eating Disorders Co-Occur with Personality Disorders? Comparison Groups Matter," *International Journal of Eating Disorders*, 2003, 33(2):155–64.

Gross, E. F. "Adolescent Internet Use: What We Expect, What Teens Report," *Journal of Applied Developmental Psychology*, 2004, 25:633–49.

Gunderson, J., I. Weinberg, M. Daversa, K. Kueppenbender, M. Zanarini, M. T. Shea, A. E. Skodol, C. A. Sanislow, S. Yen, L. C. Morey, C. M. Grilo, T. H. McGlashan, R. L. Stout, and I. Dyck. "Descriptive and Longitudinal Observations on the Relationship of Borderline Personality Disorder and Bipolar Disorder," *American Journal of Psychiatry*, 2006, 163:1173–78.

Gurvits, I. G., H. W. Koenigsberg, and L. J. Siever. "Neurotransmitter Dysfunction in Patients with Borderline Personality Disorder," *Psychiatric Clinics of North America*, 2000, 23(1):27–40.

Guzder, J., J. Paris, P. Zelkowitz, and R. Feldman. "Psychological Risk Factors for Borderline Pathology in School-Age Children," *Journal of the American Academy of Child and Adolescent Psychiatry*, 1999, 38(2):206–12.

Helgeland, M. I., E. Kjelsberg, and S. Torgersen. "Continuities between Emotional and Disruptive Behavior Disorders in Adolescence and Personality Disorders in Adulthood," *American Journal of Psychiatry*, 2005, 162:1941–47.

Henry, C., V. Mitropoulou, A. S. New, H. W. Koenigsberg, J. Silverman, and L. J. Siever. "Affective Instability and Impulsivity in Borderline Personality and Bipolar II Disorders: Similarities and Differences," *Journal of Psychiatric Research*, 2001, 35(6):307–12.

Hollander, E., A. C. Swann, E. F. Coccaro, P. Jiang, and T. B. Smith. "Impact of Trait Impulsivity and State Aggression on Divalproex versus Placebo Response in Borderline Personality Disorder," *American Journal of Psychiatry*, 2005, 162(3):621–24.

Houston, R. J., N. A. Ceballos, V. M. Hesselbrock, and L. O. Bauer. "Borderline Personality Disorder Features in Adolescent Girls: P300 Evidence of Altered Brain Maturation," *Clinical Neurophysiology*, 2005, 116(6):1424–32.

Ikuta, N., M. C. Zanarini, K. Minakawa, Y. Miyake, N. Moriya, and A. Nishizono-Maher. "Comparison of American and Japanese Outpatients with Borderline Personality Disorder," *Comprehensive Psychiatry*, 1994, 35(5):382–85.

Iribarren, C., J. H. Markovitz, D. R. Jacobs Jr., P. J. Schreiner, M. Daviglus, and J. R. Hibbeln. "Dietary Intake of n-3, n-6 Fatty Acids and Fish: Relationship with Hostility in Young Adults—The CARDIA Study," *European Journal of Clinical Nutrition*, 2004, 58(1):24–31.

Irle, E., C. Lange, and U. Sachsse. "Reduced Size and Abnormal Asymmetry of Parietal Cortex in Women with Borderline Personality Disorder," *Biological Psychiatry*, 2005; 57(2):173–82.

Jacobsen, T., and V. Hofmann. "Children's Attachment Representations: Longitudinal Relations to School Behavior and Academic Competency in Middle Childhood and Adolescence," *Developmental Psychology*, 1997, 33:703–10.

Joyce, P. R., P. C. McHugh, J. M. McKenzie, P. F. Sullivan, R. T. Mulder, S. E. Luty, J. D. Carter, C. M. Frampton, C. Robert Cloninger, A. M. Miller, and M. A. Kennedy. "A Dopamine Transporter Polymorphism Is a Risk Factor for Borderline Personality Disorder in Depressed Patients," *Psychological Medicine*, 2006, 36(6):807–13.

Joyce, P. R., J. M. McKenzie, R. T. Mulder, S. E. Luty, P. F. Sullivan, A. L. Miller, and M. A. Kennedy. "Genetic, Developmental and Personality Correlates of Self-Mutilation in Depressed Patients," *Australian and New Zealand Journal of Psychiatry*, 2006, 40:225–29.

Juengling, F. D., C. Schmahl, B. Hesslinger, D. Ebert, J. D. Bremner, J. Gostomzyk, M. Bohus, and K. Lieb. "Positron Emission Tomography in Female Patients with Borderline Personality Disorder," *Journal of Psychiatric Research*, 2003, 37(2):109–15.

Kagan, J., and N. Snidman. "Temperamental Factors in Human Development," *American Psychologist*, 1991, 46:856–62.

Kasen, S., P. Cohen, A. E. Skodol, J. G. Johnson, and J. S. Brook. "Influence of Child and Adolescent Psychiatric Disorders on Young Adult Personality Disorder," *American Journal of Psychiatry*, 1999, 156(10):1529–35.

Katz, L. Y., S. Gunasekara, and A. L. Miller. "Dialectical Behavior Therapy for Inpatient and Outpatient Parasuicidal Adolescents," *Adolescent Psychiatry*, 2002, 26:161–78.

Kellner, C. H., R. M. Post, F. Putnam, R. Cowdry, D. Gardner, M. A. Kling, M. D. Minichiello, J. R. Trettau, and R. Coppola. "Intravenous Procaine as a Probe of Limbic System Activity in Psychiatric Patients and Normal Controls," *Biological Psychiatry*, 1987, 22(9):1107–26.

Koenigsberg, H. "Integrating Psychotherapy and Pharmacotherapy in the Treatment of Borderline Personality Disorder," *In Session: Psychotherapy in Practice*, 1997, 3(2):39–56.

Kooimana, C. G., S. van Rees Vellingaa, P. Spinhovenb, N. Draijerc, R. W. Trijsburgd, and H. G. M. Rooijmansa "Childhood Adversities as Risk Factors for Alexithymia and Other Aspects of Affect Dysregulation in Adulthood," *Psychotherapy and Psychosomatics*, 2004, 73:107–116.

Kullgren, G. "Factors Associated with Completed Suicide in Borderline Personality Disorder," *The Journal of Nervous and Mental Disorders*, 1998, 76(1):40–44.

Kutcher, S., G. Papatheodorou, S. Reiter, and D. Gardner. "The Successful Pharmacological Treatment of Adolescents and Young Adults with Borderline Personality Disorder: A Preliminary Open Trial of Flupenthixol," *Journal of Psychiatry and Neuroscience*, 1995, 20(2):113–18.

Lange, C., L. Kracht, K. Herholz, U. Sachsse, and E. Irle. "Reduced Glucose Metabolism in Temporo-Parietal Cortices of Women with Borderline Personality Disorder," *Psychiatry Research*, 2005, 30; 139(2):115–26.

Lee, R., T. D. Geracioti, J. W. Kasckow, and E. F. Coccaro. "Childhood Trauma and Personality Disorder: Positive Correlation with Adult CSF Corticotropin-Releasing Factor Concentrations," *American Journal of Psychiatry*, 2005, 162:995–97.

Lewinsohn, P. M., P. Rohde, J. R. Seeley, and D. N. Klein. "Axis II Psychopathology as a Function of Axis I Disorders in Childhood and Adolescence,"

Journal of the American Academy of Child and Adolescent Psychiatry, 1997, 36(12):1752–59.

Leyton, M., H. Okazawa, M. Diksic, J. Paris, P. Rosa, S. Mzengeza, S. N. Young, P. Blier, and C. Benkelfat. "Brain Regional-[11C]Methyl-L-Tryptophan Trapping in Impulsive Subjects with Borderline Personality Disorder," *American Journal of Psychiatry*, 2001, 158:775–82.

Linehan, M. *Cognitive Behavioral Treatment of Borderline Personality Disorder*. New York: Guilford Press, 1993.

Linehan, M. *Skills Training Manual for Treating Borderline Personality Disorder*. New York: Guilford Press, 1993.

Linehan, M., H. E. Armstrong, A. Suarez, D. Allmon, and H. L. Heard. "Cognitive-Behavioral Treatment of Chronically Parasuicidal Borderline Patients," *Archives of General Psychiatry*, 1991, 48:1060–64.

Lofgren, D. P., J. Bemporad, J. King, K. Lindem, and G. O'Driscoll. "A Prospective Follow-Up Study of So-Called Borderline Children," *American Journal of Psychiatry*, 1991, 148:1541–47.

Lyons-Ruth, K., B. Repacholi, S. McLeod, and E. Silva. "Disorganized Attachment Behavior in Infancy: Short-Term Stability, Maternal and Infant Correlates, and Risk-Related Subtypes," *Developmental Psychopathology*, 1991, 3:377–96.

Mahler, M. "Clinical Studies in Benign and Malignant Cases of Childhood Psychosis—Schizophrenia-Like," *American Journal of Orthopsychiatry*, 1949, 19:s297, footnote.

Miller, A. L. "Dialectical Behavior Therapy: A New Treatment Approach for Suicidal Adolescents," *American Journal of Psychotherapy*, 1999, 53(3):413–17.

Miller, F. T., T. Abrams, R. Dulit, and M. Fyer. "Substance Abuse in Borderline Personality Disorder," *American Journal of Drug and Alcohol Abuse*, 1993, 19(4):491–97.

Minzenberg, M. J., J. H. Poole, and S. Vinogradov. "Adult Social Attachment Disturbance Is Related to Childhood Maltreatment and Current Symptoms in Borderline Personality Disorder," *The Journal of Nervous and Mental Disorders*, 2006, 194(5):341–48.

Minzenberg, M. J., J. H. Poole, and S. Vinogradov. "Social-Emotion Recognition in Borderline Personality Disorder," *Comprehensive Psychiatry*, 2006, 47(6):468–74.

Moreno, M. A. "Cyberbullying," *JAMA Pediatrics*, 2014, 168(5):500.

Nehls, N. "Being a Case Manager for Persons with Borderline Personality Disorder: Perspectives of Community Mental Health Center Clinicians," *Archives of Psychiatric Nursing*, 2000, 14(1):12–18.

Nehls, N. "Borderline Personality Disorder: The Voice of Patients," *Research in Nurses and Health*, 1999, 22(4):285–93.

New, A. S., R. L. Trestman, and V. Mitropoulou. "Serotonergic Function and Self-Injurious Behavior in Personality Disorder Patients," *Psychiatry Research*, 1997, 69:17–26.

Nickel, C., M. Simek, A. Moleda, M. Muehlbacher, W. Buschmann, R. Fartacek, E. Bachler, C. Egger, W. K. Rother, T. H. Loew, and M. K. Nickel. "Suicide Attempts versus Suicidal Ideation in Bulimic Female Adolescents," *Pediatrics International*, 2006, 48(4):374–81.

Nickel, M. K. "Aripiprazole in the Treatment of Patients with Borderline Personality Disorder: A Double-Blind, Placebo-Controlled Study," *American Journal of Psychiatry*, 2006, 163(5):833–38.

Nickel, M. K. "Topiramate Treatment of Aggression in Female Borderline Personality Disorder Patients: A Double-Blind, Placebo-Controlled Study," *Journal of Clinical Psychiatry*, 2004, 65(11):1515–19.

Nixon, M. K., P. F. Cloutier, and S. Agarwal. "Affect Regulation and Addictive Aspects of Repetitive Self-Injury in Hospitalized Adolescents," *Journal of the American Academy of Child and Adolescent Psychiatry*, 2002, 41:1333–41.

Nock, M. K., T. E. Joiner, K. H. Gordon, E. Lloyd-Richardson, and M. J. Prinstein. "Non-Suicidal Self-Injury among Adolescents: Diagnostic Correlates and Relation to Suicide Attempts," *Psychiatry Research*, 2006, 144(1):65–72.

Norra, C., M. Mrazeka, F. Tuchtenhagena, R. Gobbeléb, H. Buchnerb, H. Saßa, and S. C. Herpertza. "Enhanced Intensity Dependence as a Marker of Low Serotonergic Neurotransmission in Borderline Personality Disorder," *Journal of Psychiatric Research*, 2003, 37(1):23–33.

Oldham, J. M., A. E. Skodol, H. D. Kellman, S. E. Hyler, L. Rosnick, and M. Davies. "Diagnosis of DSM-III-R Personality Disorders by Two Structured Interviews: Patterns of Comorbidity," *American Journal of Psychiatry*, 1992, 149:213–20.

Palmer, S., K. Davidson, P. Tyrer, A. Gumley, P. Tata, J. Norrie, H. Murray, and H. Seivewright. "The Cost Effectiveness of Cognitive Behavior Therapy for Borderline Personality Disorder: Results from the BOSCOT Trial," *Journal of Personality Disorders*, 2006, 20(5):466–81.

Paris, J. "Is Hospitalization Useful for Suicidal Patients with Borderline Personality Disorder?" *Journal of Personality Disorders*, 2004, 18(3):240–47.

Perrella, C., D. Carrus, E. Costa, and F. Schifano. "Quetiapine for the Treatment of Borderline Personality Disorder: An Open-Label Study," *Progress in Neuro-Psychopharmacology & Biological Psychiatry*, 2007, 31(1):158–63.

Philipsen, A., H. Richter, C. Schmahl, J. Peters, N. Rusch, M. Bohus, and K. Lieb. "Clonidine in Acute Aversive Inner Tension and Self-Injurious Behavior in Female Patients with Borderline Personality Disorder," *Journal of Clinical Psychiatry*, 2004, 65(10):1414–19.

Philipsen, A., C. Schmahl, and K. Lieb. "Naloxone in the Treatment of Acute Dissociative States in Female Patients with Borderline Personality Disorder," *Pharmacopsychiatry*, 2004, 37(5):196–99.

Pinto, A., W. L. Grapentine, G. Francis, and C. M. Picariello. "Borderline Personality Disorder in Adolescents: Affective and Cognitive Features," *Journal of the American Academy of Child and Adolescent Psychiatry*, 1996, 35(10):1338–43.

Pooley, E. C., K. Houston, K. Hawton, and P. J. Harrison. "Deliberate Self-Harm Is Associated with Allelic Variation in the Tryptophan Hydroxylase Gene (TPH A779C), but not with Polymorphisms in Five Other Serotonergic Genes," *Psychological Medicine*, 2003, 33(5):775–83.

Prado, C. "Functional Impairments in Patients with Borderline Personality Disorders Demonstrated by NeuroSPECT HMPAO Tc 99 m in Basal Conditions and Under Frontal Activation," *Alasbimn Journal*, 2002, 2(7): Article No. AJ07-1.

Preston, G. A., B. K. Marchant, F. W. Reimherr, R. E. Strong, and D. W. Hedges. "Borderline Personality Disorder in Patients with Bipolar Disorder and Response to Lamotrigine," *Journal of Affective Disorders*, 2004, 79(1-3):297–303.

Raine, A., M. Buchsbaum, and L. LaCasse. "Brain Abnormalities in Murderers Indicated by Positron Emission Tomography," *Biological Psychiatry*, 1997, 42:495–508.

Raine, A., T. Lencz, and S. Bihrle. "Reduced Prefrontal Gray Volume and Autonomic Deficits in Antisocial Personality Disorder," *Archives of General Psychiatry*, 2000, 57(2):119–27.

Raine, A., J. Stoddard, and S. Bihrle. "Prefrontal Glucose Deficits in Murderers Lacking Psychosocial Deprivation," *Neuropsychology and Behavioral Neurology*, 1998, 11:1–7.

Rey, J. M., A. Morris-Yates, M. Singh, G. Andrews, and G. W. Stewart. "Continuities between Psychiatric Disorders in Adolescents and Personality Disorders in Young Adults," *American Journal of Psychiatry*, 1995, 152(6):895–900.

Rey, J. M., M. Singh, A. Morris-Yates, and G. Andrews. "Referred Adolescents as Young Adults: The Relationship between Psychosocial Functioning and Personality Disorder," *Australia and New Zealand Journal of Psychiatry*, 1997, 31(2):219–26.

Rinne, T., W. van den Brink, L. Wouters, and R. van Dyck. "SSRI Treatment of Borderline Personality Disorder: A Randomized, Placebo-Controlled Clinical Trial for Female Patients with Borderline Personality Disorder," *American Journal of Psychiatry*, 2002, 159:2048–54.

Rocca, P., L. Marchiaro, E. Cocuzza, and F. Bogetto. "Treatment of Borderline Personality Disorder with Risperidone," *Journal of Clinical Psychiatry*, 2002, 63:241–44.

Rogosch, F. A., and D. Cicchetti. "Child Maltreatment, Attention Networks, and Potential Precursors to Borderline Personality Disorder," *Developmental Psychopathology*, 2005, 17(4):1071–89.

Russ, M. J., S. D. Roth, A. Lerman, T. Kakuma, K. Harrison, R. D. Shindledecker, J. Hull, and S. Mattis. "Pain Perception in Self-Injurious Patients with Borderline Personality Disorder," *Biological Psychiatry*, 1992, 32(6):501–11.

Sakai, J. T., S. E. Young, M. C. Stallings, D. Timberlake, A. Smolen, G. L. Stetler, and T. J. Crowley. "Case-Control and Within-Family Tests for an Association between Conduct Disorder and 5HTTLPR," *American Journal of Medical Genetics Part B Neuropsychiatric Genetics*, 2006, 141(8):825–32.

Salzman, C., A. N. Wolfson, A. Schatzberg, J. Looper, R. Henke, M. Albanese, J. Schwartz, and E. Miyawaki. "Effect of Fluoxetine on Anger in Symptomatic Volunteers with Borderline Personality Disorder," *Journal of Clinical Psychopharmacology*, 1995, 15:23–29.

Sansone, R. A., J. L. Levitt, and L. A. Sansone. "The Prevalence of Personality Disorders among Those with Eating Disorders," *Eating Disorders*, 2005, 13(1):7–21.

Schafer, M., B. Schnack, and M. Soyka. "Sexual and Physical Abuse During Early Childhood or Adolescence and Later Drug Addiction," *Psychotherapie Psychosomatik Medizinische Psychologie*, 2000, 50(2):38–50.

Schmahl, C., M. Bohus, F. Esposito, R. D. Treede, F. Di Salle, W. Greffrath, P. Ludaescher, A. Jochims, K. Lieb, K. Scheffler, J. Hennig, and E. Seifritz. "Neural Correlates of Antinociception in Borderline Personality Disorder," *Archives of General Psychiatry*, 2006, (6):659–67.

Schmahl, C., and J. D. Bremner. "Neuroimaging in Borderline Personality Disorder," *Journal of Psychiatric Research*, 2006, 40(5):419–27.

Schmahl, C., W. Greffrath, U. Baumgartner, T. Schlereth, W. Magerl, A. Philipsen, K. Lieb, M. Bohus, and R. D. Treede. "Differential Nociceptive Deficits in Patients with Borderline Personality Disorder and Self-Injurious Behavior: Laser-Evoked Potentials, Spatial Discrimination of Noxious Stimuli, and Pain Ratings," *Pain*, 2004, 110(1-2):470–79.

Schmahl, C. G., E. Vermetten, B. M. Elzinga, and J. D. Bremner. "A Positron Emission Tomography Study of Memories of Childhood Abuse in Borderline Personality Disorder," *Biological Psychiatry*, 2004, 55(7):759–65.

Schnell, K., and S. C. Herpertz. "Effects of Dialectic Behavioral Therapy on the Neural Correlates of Affective Hyperarousal in Borderline Personality Disorder," *Journal of Psychiatric Research*, 2006, 8(3):133–142.

Segal-Trivitz, Y., Y. Bloch, Y. Goldburt, D. Sobol-Havia, Y. Levkovitch, and G. Ratzoni. "Comparison of Symptoms and Treatments of Adults and Adolescents with Borderline Personality Disorder," *International Journal of Adolescent Medicine and Health*, 2006, 18(2):215–20.

Sharp, C., C. Ha, J. Michonski, A. Venta, and C. Carbone. "Borderline Personality Disorder [BPD] in Adolescents: Evidence in Support of the Childhood Interview for *DSM-IV* [BPD] in a Sample of Adolescent Inpatients," Comprehensive Psychiatry, 2012, 53 (6): 765-74.

Silverman, J. M., L. Pinkham, T. B. Horvath, E. F. Coccaro, K. Howard, S. Schear, S. Apter, M. Davidson, R. Mohs, and L. J. Siever. "Affective and Impulsive Personality Disorder Traits in the Relatives of Patients with Borderline Personality Disorder," *American Journal of Psychiatry*, 1991, 148(10):1378–85.

Slap, G., E. Goodman, and B. Huang. "Adoption as a Risk Factor for Attempted Suicide During Adolescence," *Pediatrics*, 2001, 108(2):E30.

Smith, D. J., W. J. Muir, and D. H. Blackwood. "Borderline Personality Disorder Characteristics in Young Adults with Recurrent Mood Disorders: A Comparison of Bipolar and Unipolar Depression," *Journal of Affective Disorders*, 2005, 87(1):17–23.

Soloff, P. H., A. Fabio, T. M. Kelly, K. M. Malone, and J. J. Mann. "High-Lethality Status in Patients with Borderline Personality Disorder," *Journal of Personality Disorders*, 2005, 19(4):386–99.

Soloff, P. H., K. G. Lynch, T. M. Kelly, K. M. Malone, and J. J. Mann. "Characteristics of Suicide Attempts of Patients with Major Depressive Episode and Borderline Personality Disorder: A Comparative Study," *American Journal of Psychiatry*, 2000, 157:601–608.

Soloff, P. H., C. C. Meltzer, C. Becker, P. J. Greer, T. M. Kelly, and D. Constantine. "Impulsivity and Prefrontal Hypometabolism in Borderline Personality Disorder," *Psychiatry Research*, 2003, 123(3):153–63.

Steinberg, B. J., R. Trestman, V. Mitropoulou, M. Serby, J. Silverman, E. Coccaro, S. Weston, M. de Vegvar, and L. J. Siever. "Depressive Response to Physostigmine Challenge in Borderline Personality Disorder Patients," *Neuropsychopharmacology*, 1997, 17(4):264–73.

Stone, M. H., S. W. Hurt, and D. K. Stone. "The PI-500: Long-Term Follow-Up of Borderline In-Patients Meeting DSMIII Criteria I: Global Outcome," *Journal of Personality Disorders*, 1987:1291–98.

Stone, M. H., D. K. Stone, and S. W. Hurt. "Natural History of Borderline Patients Treated by Intensive Hospitalization," *Psychiatric Clinics of North America*, 1987, 10:185–206.

Swartz, H. A., P. A. Pilkonis, E. Frank, J. M. Proietti, and J. Scott. "Acute Treatment Outcomes in Patients with Bipolar I Disorder and Co-Morbid Borderline Personality Disorder Receiving Medication and Psychotherapy," *Bipolar Disorders*, 2005, 7(2):192–97.

Tanskanen, A., J. R. Hibbeln, J. Hintikka, K. Haatainen, K. Honkalampi, and H. Viinamaki. "Fish Consumption, Depression, and Suicidality in a General Population," *Archives of General Psychiatry*, 2001, 58(5):512–13.

Tebartz van Elst, L., B. Hesslinger, T. Thiel, E. Geiger, K. Haegele, L. Lemieux, K. Lieb, M. Bohus, J. Hennig, and D. Ebert. "Frontolimbic Brain Abnormalities in Patients with Borderline Personality Disorder: A Volumetric

Magnetic Resonance Imaging Study," *Biological Psychiatry*, 2003, 15; 54(2):163–71.

Thatcher, D. L., J. R. Cornelius, and D. B. Clark. "Adolescent Alcohol Use Disorders Predict Adult Borderline Personality," *Addictive Behaviors*, 2005, 30(9):1709–24.

Thompson, R., E. Briggs, D. J. English, H. Dubowitz, L. C. Lee, K. Brody, M. D. Everson, and W. M. Hunter. "Suicidal Ideation among 8-Year-Olds Who Are Maltreated and at Risk: Findings from the LONGSCAN Studies," *Child Maltreatment*, 2005, 10(1):26–36.

Torgersen, S. "Genetics of Patients with Borderline Personality Disorder," *Psychiatric Clinics of North America*, 2000, 23(1):1–9.

Valkenburg, P. M., J. Peter, and A. P. Schouten. "Friend Networking Sites and Their Relationship to Adolescents' Well-Being and Social Self-Esteem," *Cyberpsychology and Behavior*, 2006, 9(5):584–90.

Van Den Bosch, L. M., M. W. Koeter, T. Stijnen, R. Verheul, and W. Van Den Brink. "Sustained Efficacy of Dialectical Behaviour Therapy for Borderline Personality Disorder," *Behaviour Research and Therapy*, 2005, 43(9):1231–41.

Van Den Bosch, L. M., R. Verheul, W. Langeland, and W. Van Den Brink. "Trauma, Dissociation, and Posttraumatic Stress Disorder in Female Borderline Patients with and without Substance Abuse Problems," *Australia and New Zealand Journal of Psychiatry*, 2003, 37(5):549–55.

Van Wel, B., I. Kockmann, N. Blum, B. Pfohl, D. W. Black, and W. Heesterman. "STEPPS Group Treatment for Borderline Personality Disorder in The Netherlands," *Annals of Clinical Psychiatry*, 2006, 18(1):63–7.

Weiger, W. A., and D. M. Bear. "An Approach to the Neurology of Aggression," *Journal of Psychiatric Research*, 1988, 22:85–98.

Westen, D., J. Shedler, C. Durrett, S. Glass, and A. Martens. "Personality Diagnoses in Adolescence: DSM-IV Axis II Diagnoses and an Empirically Derived Alternative," *American Journal of Psychiatry*, 2003, 160:952–66.

Whitlock, J., J. Muehlkamp, A. Purington, J. Eckenrode, P. Barreira, G. Baral-Abrahms, T. Marchell, V. Kress, K. Girard, C. Chin, and K. Knox. "Non-Suicidal Self-Injury in a College Population: General Trends and Sex Differences," *Journal of American College Health*, 2011, 59(8):691–8.

Whitlock, J. L., J. L. Powers, and J. Eckenrode. "The Virtual Cutting Edge: The Internet and Adolescent Self-Injury," *Developmental Psychology*, 2006, 42(3):407–17.

Wilson, S. T., E. A. Fertuck, A. Kwitel, M. C. Stanley, and B. Stanley. "Impulsivity, Suicidality and Alcohol Use Disorders in Adolescents and Young Adults with Borderline Personality Disorder," *International Journal of Adolescent Medicine and Health*, 2006, 18(1):189–96.

Wingenfeld, K., M. Driessen, B. Adam, and A. Hill. "Overnight Urinary Cortisol Release in Women with Borderline Personality Disorder Depends on Comorbid PTSD and Depressive Psychopathology," *European Psychiatry*, 2006, 194(12):967–970.

Yoshida, K., E. Tonai, H. Nagai, K. Matsushima, M. Matsushita, J. Tsukada, Y. Kiyohara, and R. Nishimura. "Long-Term Follow-Up Study of Borderline Patients in Japan: A Preliminary Study," *Comprehensive Psychiatry*, 2006, 47(5):426–32.

Zanarini, M. C., and F. R. Frankenburg. "Olanzapine Treatment of Female Borderline Personality Disorder Patients: A Double-Blind, Placebo-Controlled Pilot Study," *Journal of Clinical Psychiatry*, 2001, 62(11):849–54.

Zanarini, M. C., and F. R. Frankenburg. "Omega-3 Fatty Acid Treatment of Women with Borderline Personality Disorder: A Double-Blind, Placebo-Controlled Pilot Study," *American Journal of Psychiatry*, 2003, 160(1):167–69.

Zanarini, M. C., F. R. Frankenburg, J. Hennen, D. B. Reich, and K. Silk. "Axis I Comorbidity in Patients with Borderline Personality Disorder: 6-Year Follow-Up and Prediction of Time to Remission," *American Journal of Psychiatry*, 2004, 161:2108–14.

Zanarini, M. C., F. R. Frankenburg, J. Hennen, D. B. Reich, and K. R. Silk. "The McLean Study of Adult Development: Overview and Implications of the First Six Years of Prospective Follow-Up," *Journal of Personality Disorders*, 2005, 19(5):505–23.

Zanarini, M. C., F. R. Frankenburg, and E. A. Parachini. "A Preliminary, Randomized Trial of Fluoxetine, Olanzapine, and the Olanzapine-Fluoxetine Combination in Women with Borderline Personality Disorder," *Journal of Clinical Psychiatry*, 2004, 65(7):903–907.

Zanarini, M. C., F. R. Frankenburg, M. E. Ridolfi, S. Jager-Hyman, J. Hennen, and J. G. Gunderson. "Reported Childhood Onset of Self-Mutilation among Borderline Patients," *Journal of Personality Disorders*, 2006, 20(1):9–15.

Zanarini, M. C., F. R. Frankenburg, L. Yong, G. Raviola, D. B. Reich, J. Hennen, J. I. Hudson, and J. G. Gunderson. "Borderline Psychopathology in the First-Degree Relatives of Borderline and Axis II Comparison Probands," *Journal of Personality Disorders*, 2004, 18(5):439–47.

Zanarini, M. C., A. A. Williams, R. E. Lewis, R. B. Reich, S. C. Vera, M. F. Marino, A. Levin, L. Yong, and F. R. Frankenburg. "Reported Pathological Childhood Experiences Associated with the Development of Borderline Personality Disorder," *American Journal of Psychiatry*, 1997, 154(8):1101–1106.

Zanarini, M. C., L. Yong, F. R. Frankenburg, J. Hennen, D. B. Reich, M. F. Marino, and A. A. Vujanovic. "Severity of Reported Childhood Sexual Abuse and Its Relationship to Severity of Borderline Psychopathology and Psychosocial Impairment among Borderline Inpatients," *The Journal of Nervous and Mental Disorders*, 2002, 190(6):381–87.

Zeanah, C. H. "Beyond Insecurity: A Reconceptualization of Attachment Disorders of Infancy," *Journal of Consulting and Clinical Psychology*, 1996, 64:42–52.

Zeanah, C. H., and N. A. Fox. "Temperament and Attachment Disorders," *Journal of Clinical Child and Adolescent Psychology*, 2004, 33:32–41.

Zeanah, C. H., A. Keyes, and L. Settles. "Attachment Relationship Experiences and Childhood Psychopathology," *Annals of the New York Academy of Science*, 2003, 1008:22–30.

Zeanah, C. H., M. Scheeringa, N. W. Boris, S. S. Heller, A. T. Smyke, and J. Trapani. "Reactive Attachment Disorder in Maltreated Toddlers," *Child Abuse and Neglect*, 2004, 28:877–88.

Zelkowitz, P., J. Paris, J. Guzder, and R. Feldman. "Diatheses and Stressors in Borderline Pathology of Childhood: The Role of Neuropsychological Risk and Trauma," *Journal of the American Academy of Child and Adolescent Psychiatry*, 2001, 40(1):100–105.

Zimmerman, M., and J. I. Mattia. "Axis I Diagnostic Comorbidity and Borderline Personality Disorder," *Comprehensive Psychiatry*, 1999, 40(4):245–52.

Zimmerman, M., L. Rothschild, and I. Chelminski. "The Prevalence of DSM-IV Personality Disorders in Psychiatric Outpatients," *American Journal of Psychiatry*, 2005, 162:1911–18.

Zweig-Frank, H., J. Paris, and J. Guzder. "Psychological Risk Factors for Dissociation and Self-Mutilation in Female Patients with Borderline Personality Disorder," *Canadian Journal of Psychiatry*, 1994, 39(5):259–64.

图书

Ainsworth, M., M. C. Blehar, E. Waters, and S. Wall. *Patterns of Attachment: A Psychological Study of the Strange Situation.* Hillsdale, NJ: Erlbaum, 1978.

Alderman, T. *The Scarred Soul: Understanding and Ending Self-Inflicted Violence.* Oakland, CA: New Harbinger, 1997.

American Psychiatric Association. *Diagnostic and Statistical Manual of Mental Disorders, Fourth Edition, Text Revision (DSM-IV-TR).* Washington DC: American Psychiatric Publishing, 2000; and *DSM-5*, Arlington, VA, 2013.

其他参考物

Batty, D. "Transsexual expert 'put patients at risk,'" *Guardian Unlimited*, Friday, November 3, 2006.

BBC interview with Princess Diana, November 1995.

Bohart, A. C., and L. Greenberg, eds. *Empathy Reconsidered: New Directions in Psychotherapy.* Washington DC: American Psychological Association.

Brodzinsky, D. M. "Long-Term Outcomes in Adoption." *Adoption*, 1993, 3(1): 153–66.

Caspi, A. "Personality Development across the Lifespan." In *Handbook of Child Psychology, vol. 3, 6th ed., Social, Emotional, and Personality Development*, edited by W. Damon, 311–88. New York: Wiley, 1998.

Caspi, A., and R. L. Shiner. "Personality Development." In *Handbook of Child Psychology, vol. 3, 6th ed., Social, Emotional, and Personality Development*, edited by W. Damon, 300–65. New York: Wiley, 2006.

Chanen, A. "An MRI Study of the Orbitofrontal Cortex and Medial Temporal Lobe in Adolescent Borderline Personality Disorder." ORYGEN Research Center, Department of Psychiatry, The University of Melbourne, Australia.

Freud, A. "The Assessment of Borderline Cases." In *The Writings of Anna Freud*, vol. 5. New York: International Universities Press, 1969.

Fruzzetti, A. E. "Couples and Family Dialectical Behavior Therapy: Brief Intervention Outcomes." Paper presented at the 3rd Annual Convention of the International Society for Dialectical Behavior Therapy, Washington DC, 1998.

Fruzzetti, A. E., A. Rubio, and S.R Thorp. "DBT as an Alternative to Anger Management for Male Batterers." Paper presented at the 3rd Annual Convention of the International Society for Dialectical Behavior Therapy, Washington DC, 1998.

The Grove Street Adolescent Residence of The Bridge of Central Massachusetts, Inc. "Using Dialectical Behavior Therapy to Help Troubled Adolescents Return Safely to Their Families and Communities." *Psychiatric Services*, 2004, 55:1168–70.

Lyons-Ruth, K. "Maternal Depressive Symptoms, Disorganized Infant-Mother Attachment Relationships and Hostile-Aggressive Behavior in the Pre-School Classroom." In *Rochester Symposium on Developmental Psychology, vol. 4, A Developmental Approach to Affective Disorders*, edited by D. Cicchetti and S. Roth, 131–71. Hillsdale, NJ: Erlbaum, 1992.

U.S. Food and Drug Administration. *Public Health Advisory: Suicidality in Children and Adolescents Being Treated with Antidepressant Medications.* Washington, DC: FDA, October 15, 2004.

Vela, R. M., E. H. Gottlieb, and H. P. Gottlieb. "Borderline Syndromes in Childhood: A Critical Review." In *The Borderline Child*, edited by K. S. Robson, 32–48. New York: McGraw-Hill, 1983.

图书在版编目（CIP）数据

青少年边缘性人格障碍家长指南 / (美) 布雷斯·阿圭勒著；张进渡过团队译. —
北京：中国工人出版社，2020.10
书名原文: Borderline Personality Disorder in Adolescents
ISBN 978-7-5008-7475-1

Ⅰ.①青⋯ Ⅱ.①布⋯ ②张⋯ Ⅲ.①青少年—人格障碍—指南
Ⅳ.①R749.91-62

中国版本图书馆CIP数据核字(2020)第206966号

著作权合同登记号：图字01-2020-2698

青少年边缘性人格障碍家长指南

出 版 人	王娇萍	
责 任 编 辑	邢 璐	
责 任 印 制	栾征宇	
出 版 发 行	中国工人出版社	
地　　　址	北京市东城区鼓楼外大街45号　　邮编：100120	
网　　　址	http://www.wp-china.com	
电　　　话	（010）62005043（总编室）　　（010）62005039（印制管理中心）	
	（010）62001780（万川文化项目组）	
发 行 热 线	（010）82029051　62383056	
经　　　销	各地书店	
印　　　刷	三河市东方印刷有限公司	
开　　　本	880毫米×1230毫米　1/32	
印　　　张	9.5	
字　　　数	187千字	
版　　　次	2020年12月第1版　2023年4月第3次印刷	
定　　　价	52.00元	

本书如有破损、缺页、装订错误，请与本社印制管理中心联系更换
版权所有　侵权必究